CW00802004

La dieta mediterránea para principiantes

50 recetas fáciles y deliciosas para ayudarte a perder peso rápidamente

Elisa **Iglesias**

Reservados todos los derechos.
Descargo de responsabilidad

Mesa de Contenido

INTRODUCCIÓN

Si está tratando de comer alimentos que sean mejores para su corazón, comience con estos nueve ingredientes saludables de la cocina mediterránea.

Los ingredientes clave de la cocina mediterránea incluyen aceite de oliva, frutas y verduras frescas, legumbres ricas en proteínas, pescado y cereales integrales con cantidades moderadas de vino y carnes rojas. Los sabores son ricos y los beneficios para la salud de las personas que eligen una dieta mediterránea, una de las más saludables del mundo, son difíciles de ignorar: es menos probable que desarrollen presión arterial alta, colesterol alto u obesidad. Si está tratando de comer alimentos que sean mejores para su corazón, comience con estos ingredientes saludables de la cocina mediterránea.

1. Mediterráneo al horno desnatado

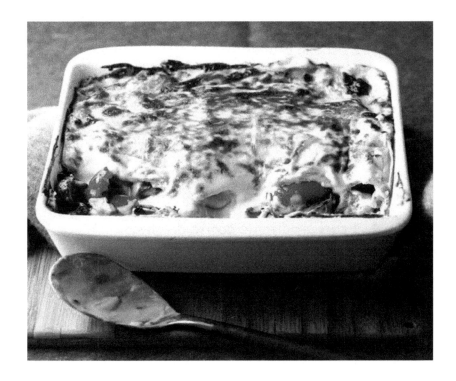

Ingredientes

- ❖ 2 berenjenas grandes
- ❖ 1 pimentón grande
- ❖ 1 cebolla grande
- ❖ 1 tomate grande
- ❖ Sal y aceite de oliva
- ❖ Vinagreta
- ❖ 1 cucharadita de vinagre balsámico
- ❖ 1 pizca de sal
- ❖ al gusto orégano
- ❖ Pimienta
- ❖ 1 cucharadita de aceite de oliva
- ❖ 1 cucharada de miel

PASOS

1. Lavar las verduras, hacer pequeños cortes en la piel (reservar el tomate), espolvorear Sal y aceite de oliva, meter en el horno 50 minutos a 180 grados, voltear, pasados 50 minutos poner los tomates 20 minutos más con las verduras. Apagar y dejar reposar.
2. Escurrir los líquidos que liberaron las verduras en un recipiente y reservar, quitarles la piel a las verduras, cortarlas en tiras o tiras en juliana y colocar en un plato.

3. Para la vinagreta, tomamos los líquidos de las verduras, agregamos una pizca de Sal, Sal, vinagre balsámico, miel, pimienta, Orégano, y revolvemos, agregamos el aceite de oliva y bañamos nuestras verduras asadas; no dejarás de comer; lo acompañamos con arroz blanco y pechuga a la plancha.

2. Sopa mediterránea

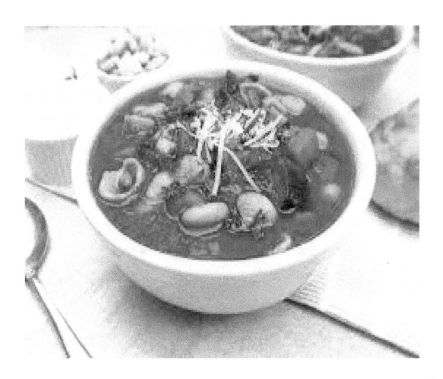

Ingredientes

- ❖ 200 gramos de caracol
- ❖ 200 gramos de gambas
- ❖ 250 gramos de almejas en concha
- ❖ 1 pescado blanco, en este caso mojarra roja
- ❖ dos tomates pelados
- ❖ 1 cebolla morada en cubos pequeños
- ❖ 2 dientes de ajo
- ❖ 1 rama de apio finamente picado
- ❖ 1 zanahoria cortada en rodajas
- ❖ 2 cucharadas de aceite de oliva
- ❖ 3 cucharadas de salsa napolitana
- ❖ 200 gramos de espagueti
- ❖ 4 cucharaditas de cilantro picado

PASOS

1. Preparar los ingredientes, lavar los caracoles, las almejas con cáscara, quitar la cabeza de las gambas y el rabo y la cabeza del pescado y ponerlos a hervir durante 20 minutos. Este es el caldo que usaremos como fondo
2. Añadir el apio picado al fondo, picar la cebolla y los dientes de ajo poner el aceite en un bol hondo
3. Cortar el pescado en cuatro trozos, colar el fondo, meterlo en la batidora y licuar las cabezas de las gambas, la cabeza y rabo del pescado y el apio.
4. Licuar por un minuto y volver a la olla y poner a fuego lento, y remover de vez en cuando para evitar que se pegue.
5. En la olla, el aceite a temperatura, agrega el ajo y la cebolla y sofríe por 30 segundos y agrega el tomate, deja por 5 minutos, revolviendo
6. Agrega la salsa napolitana y cocina por 3 minutos; agregue la albahaca y el orégano, así como la zanahoria; después de 5 minutos, agregue el fondo
7. Mezclar bien y agregar después del primer hervor los caracoles nuevamente.
8. Agrega otro litro de agua caliente para no cortar la cocción, remueve y agrega las gambas, rectifica sabores; es decir, es hora de agregar la sal, la sal y la pimienta

9. Agrega el pescado y luego los espaguetis, espera 9 minutos hasta que la pasta esté al dente.
10. Baja el fuego y decora el plato con las almejas y espolvorea con cilantro.

3. Hamburguesas mediterráneas

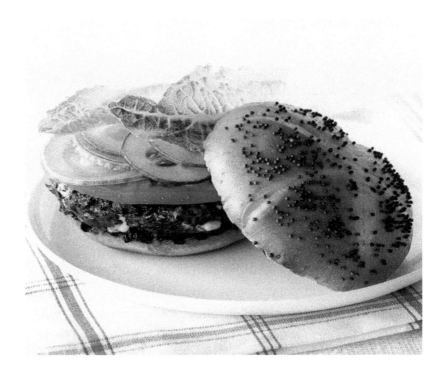

Ingredientes

❖ 400 gramos de carne molida fina con algo de grasa
❖ 1/2 pimiento

- ❖ 1 cebolla morada
- ❖ 1 tomate
- ❖ 100 gramos de mozzarella
- ❖ 1 aguacate hass
- ❖ Lechuga
- ❖ Aceitunas
- ❖ Pan pita
- ❖ Chorizo (Santarosano en mi caso)
- ❖ 2 cucharadas de pasta o puré de tomate
- ❖ al gusto sal y pimienta
- ❖ Chile (opcional)

PASOS

1. Primero, la cebolla se corta en aros y se pone en agua para que se vaya la especia.
2. Se deshilachan los chorizos para eso, se quita la tripa o guarnición y se mezcla con la carne
3. El tomate se pela y se corta en cáscaras gruesas.
4. El aguacate se pela y se corta en hojuelas.
5. Asar el pimentón por un lado de la cáscara hasta que esté negro y pelarlo, cortar en juliana
6. Se quitan las hojas de lechuga y se lavan muy bien
7. Haga tres hamburguesas por persona con la carne, más o menos de 1 1/2 CM. Anchas y 4

CM de diámetro, no olvides hacer el pliegue en el centro para que no encojan

8. Empieza a tostar el pan de pita antes de que yo suelo dárselo a uno humedecido con agua rociada con la mano para que no se rompa
9. Ponen las hamburguesas a la parrilla, como se sabe, giran una sola vez, y el punto es que la sangre va brotando por encima, y le agregan un toque de sal.
10. El queso esta rallado
11. Las hamburguesas se voltean
12. Con mucho cuidado y ayuda de un cuchillo de sierra, se abren las pitas y se trituran, o se les unta pasta de tomate.
13. ¡Luego los otros ingredientes!
14. Por último, el queso y la carne.

4. Pasta y ensalada mediterránea

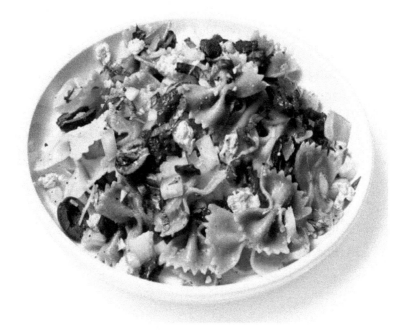

Ingredientes

- ❖ 2 tazas de pasta penne
- ❖ Salsa bechamel
- ❖ parmesano
- ❖ 1 porción de pechuga de pollo
- ❖ Lechuga crujiente
- ❖ Espinacas
- ❖ Tomates
- ❖ Cebolla morada
- ❖ Aderezo griego
- ❖ Para la bechamel
- ❖ 1 taza de leche
- ❖ 2 dientes de ajo machacado
- ❖ Cebolla blanca rallada
- ❖ 1 pizca de harina de trigo
- ❖ 2 cucharadas de vino blanco (opcional)

Para el aderezo

- ❖ Yogur griego o yogur blanco sin azúcar
- ❖ 3 dientes de ajo
- ❖ Jugo de un limon
- ❖ 1/2 pepino cortado en cuadritos
- ❖ Eneldo seco (opcional)
- ❖ Mezclar todo y dejar reposar en la nevera al menos una hora.

PASOS

❖ Cuece la pasta durante 12 minutos y escurre.

❖ Para la bechamel, sofreír el ajo y la cebolla rallada en una sartén con aceite de oliva; cuando todo esté dorado agregar media cucharadita de harina y mezclar, luego agregar la leche, la sal y el orégano y mezclar, dejar a fuego medio / bajo hasta que espese.

❖ Se agrega a la pasta, junto con el queso parmesano, luego se sirve la ensalada y se agrega el aderezo. Este plato se puede servir con pollo a la plancha.

5. Relleno de pan mediterráneo

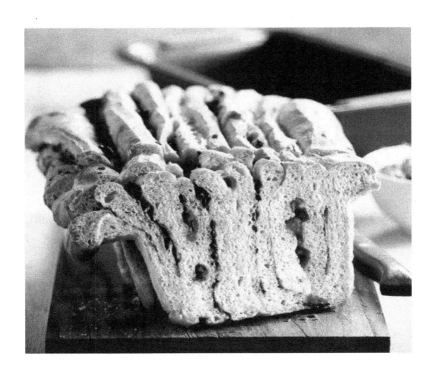

Ingredientes
* jamón serrano
* quesos
* Chorizo español
* Salsa tártara, mostaza, mayonesa

PASOS
* Córtalo por la mitad y abre ambos lados sin separar. Coloca una capa de chorizo español, unta generosamente con salsa tártara y mostaza o salsas a tu gusto en ambas tapas.
* Una capa de queso a su elección, mozzarella, gouda, holandés, una capa de jamón serrano, y cubrir con la otra tapa. Cerramos y ...
* Llevamos un golpe de calor al microondas y disfrutamos de un manjar del cielo, divino, sirve para cenar, es un plato completo con ensalada, sirve para comer.

6. Pollo a la plancha con ensalada griega de quinoa

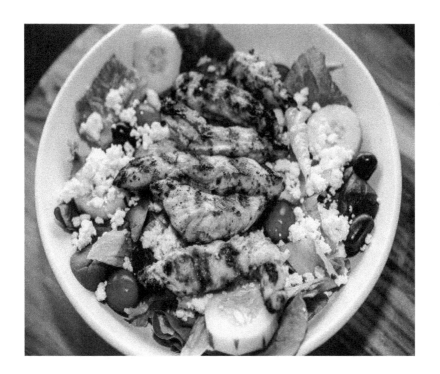

Ingredientes

- ❖ 225g de quinua
- ❖ 25 g de mantequilla
- ❖ 1 chile rojo, sin semillas y finamente picado
- ❖ 1 diente de ajo machacado
- ❖ 400g de mini filetes de pollo
- ❖ 1 ½ cucharada de aceite de oliva extra virgen
- ❖ 300 g de tomate en rama, picado en trozos grandes
- ❖ puñado de aceituna Kalamata negra deshuesada
- ❖ 1 cebolla morada, finamente rebanada
- ❖ 100 g de queso feta, desmenuzado
- ❖ manojo pequeño de hojas de menta, picadas
- ❖ jugo y ralladura ½ limón

PASOS

1. Caliente el aceite en una cacerola, agregue la cebolla y cocine por 5-10 minutos hasta que esté suave. Agrega el ajo y el orégano y cocina por 1 min. Agregue los tomates y los pimientos, sazone bien y cocine a fuego lento durante 10 minutos.

2. Mientras tanto, cocine las papas en una olla con agua hirviendo con sal durante 10-15 minutos hasta que estén tiernas. Escurrir bien, mezclar

con la salsa y servir tibio, espolvoreado con aceitunas y albahaca.

7.Ensalada mediterránea de patatas.

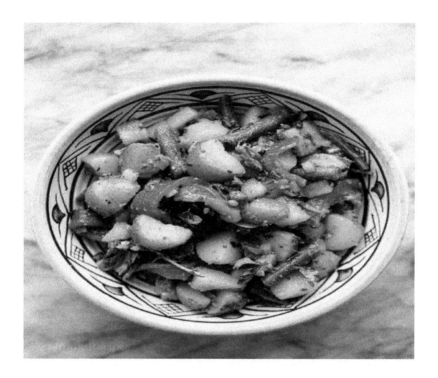

INGREDIENTES

- ❖ 1 cucharada de aceite de oliva
- ❖ 1 cebolla pequeña, finamente rebanada
- ❖ 1 diente de ajo, destruido
- ❖ 1 cucharadita de orégano, fresco o seco
- ❖ $\frac{1}{2}$ x 400g lata de tomates cherry
- ❖ 100g de pimientos rojos a la plancha, de frascos, en rodajas
- ❖ 300 g de patatas nuevas, cortadas a la mitad si son grandes
- ❖ Aceituna negra 25g, en rodajas
- ❖ Hojas de albahaca de mano

PASOS

1. Caliente el aceite en la sartén, agregue las cebollas y cocine durante 5-10 minutos hasta que estén blandas. Agregue el ajo y el orégano y cocine por 1 minuto. Agregue los tomates y el pimentón, sazone bien y cocine a fuego lento durante 10 minutos.

2. Mientras tanto, cocine las papas en la sartén de agua salada hirviendo durante 10-15 minutos hasta que estén tiernas. Escurrir bien, mezclar con la salsa y servir tibio, espolvoreado con aceitunas y albahaca.

8.Pimiento relleno de calabacín y quinua

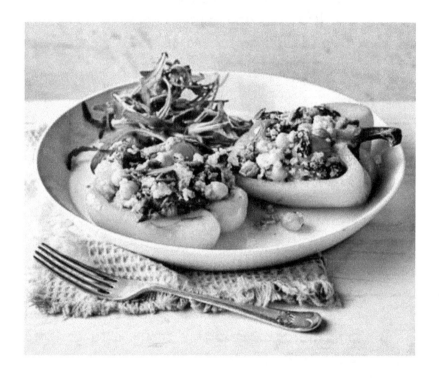

Ingredientes

- ❖ 4 pimientos rojos
- ❖ 1 calabacín, cortado en cuartos a lo largo y en rodajas finas
- ❖ 2 paquetes de 250g de quinua lista para consumir
- ❖ 85 g de queso feta, finamente desmenuzado
- ❖ un puñado de perejil, picado

PASOS

1. Caliente el horno a 200C / 180C ventilador / gas 6. Corte cada pimiento por la mitad a través del tallo y retire las semillas. Coloque los pimientos, con el lado cortado hacia arriba, en una bandeja para hornear, rocíe con 1 cucharada de aceite de oliva y sazone bien. Ase durante 15 minutos.

2. Mientras tanto, caliente 1 cucharadita de aceite de oliva en una sartén pequeña, agregue el calabacín y cocine hasta que esté suave. Retire del fuego, luego revuelva con la quinua, el queso feta y el perejil; sazone con pimienta.

3. Divida la mezcla de quinua entre las mitades de pimiento, luego regrese al horno durante 5 minutos para que se caliente. Sirva con una ensalada verde, si lo desea.

9 tortillas de tocino y queso brie con ensalada de verano

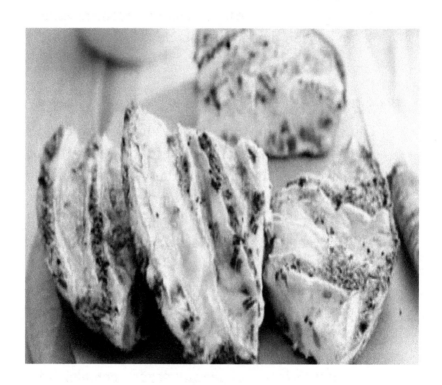

Ingredientes

- ❖ 2 cucharadas de aceite de oliva
- ❖ 200g de manteca de cerdo ahumada
- ❖ 6 huevos, ligeramente batidos
- ❖ manojo pequeño de cebollino cortado
- ❖ 100 g de queso brie, en rodajas
- ❖ 1 cucharadita de vinagre de vino tinto
- ❖ 1 cucharadita de mostaza de Dijon
- ❖ 1 pepino, cortado a la mitad, sin semillas y cortado en diagonal
- ❖ 200g de rábanos, en cuartos

PASOS

1. Enciende la parrilla y calienta 1 cucharada de aceite en una sartén pequeña. Agrega los lardons y sofríe hasta que estén crujientes y dorados. Escurrir sobre papel de cocina.

2. Calentar 2 cucharadas de aceite en una sartén antiadherente. Mezclar los huevos, los lardons, las cebolletas y un poco de pimienta negra molida. Vierta en la sartén, cocine a fuego lento hasta que esté semicurado y luego coloque el queso brie encima. Ase hasta que esté listo y dorado. Retirar de la sartén y cortar en gajos justo antes de servir.

3. Mientras tanto, mezcle el aceite de oliva restante, el vinagre, la mostaza y el condimento en un tazón. Agregue el pepino y

los rábanos y sirva junto con las rodajas de tortilla.

10 chuletas de cordero con legumbres y verduras asadas

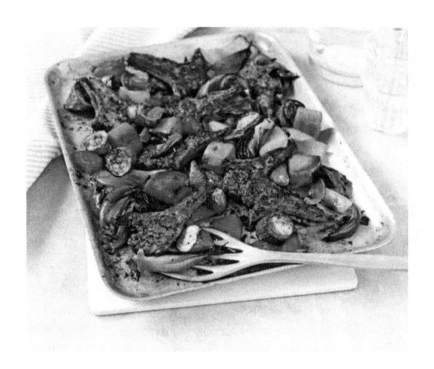

Ingredientes

* ❖ 1 cebolla cortada en rodajas
* ❖ 1 cucharada de aceite de oliva
* ❖ 8 rebanadas oveja magra
* ❖ 1 cucharada de hojas de tomillo picadas
* ❖ 2 cucharadas de hojas de menta picadas

PASOS

1. Calentar el horno a 220C / 200C ventilador / gas 7. Colocar los pimientos, las batatas, el cukit y las cebollas en bandejas grandes para pasteles y rociar con aceite. Sazone con mucha pimienta negra. Hornea por 25 minutos.
2. Mientras tanto, corte la mayor cantidad de grasas posible. Mezcle las hierbas con unas cuantas gotas de pimienta negra y dé una palmadita en todas las ovejas.
3. Saque las verduras del horno, déle la vuelta y empuje un lado de la bandeja. Coloca la chuleta en la bandeja de calor y regresa al horno por 10 minutos.
4. Dar la vuelta a la chuleta y cocinar por más de 10 minutos o hasta que las verduras y las ovejas estén blandas y ligeramente chamuscadas. Mezclar todo en una bandeja y servir.

11. Chorizo Pilaf

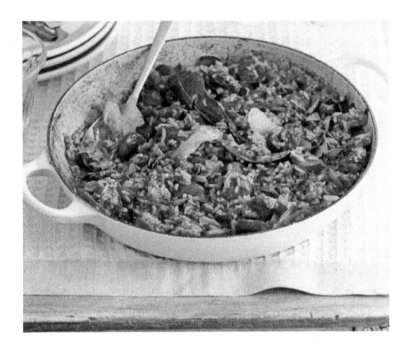

Ingredientes

- ❖ 1 cucharada de aceite de oliva
- ❖ 1 cebolla grande, en rodajas finas
- ❖ 250g de chorizo baby cooking, en rodajas
- ❖ 4 dientes de ajo, destruidos
- ❖ 1 cucharadita de pimentón ahumado
- ❖ 400g de tomates cortados en lata
- ❖ Arroz basmati 250g.
- ❖ Stock 600ml.
- ❖ 1 limón, ralladura pelada en tiras gruesas, más rodajas para servir
- ❖ 2 hojas de laurel frescas
- ❖ Manojo pequeño de perejil picado

PASOS

1. Calentar el aceite en una sartén grande con tapa. Agregue las cebollas y cocine durante 5-8 minutos hasta que estén blandas y doradas. Empuje hacia un lado de la sartén y agregue el chorizo. Cocine hasta que se libere un chocolate ligero y un poco de aceite en una sartén.

2. Agregue el ajo y los pimientos, luego los tomates. Haga burbujas a fuego medio durante 5 minutos, luego agregue el arroz, el caldo, la ralladura de limón y las hojas de laurel. Revuelva todo bien y déjelo hervir. Ponga la

tapa y cocine a fuego muy lento durante 12 minutos.

3. Apagar el fuego y dejar reposar y cocinar al vapor durante 10-15 minutos. Revuelva con el perejil y sirva con rodajas de limón para exprimir.

12 tostadas de frijoles anchos y queso feta

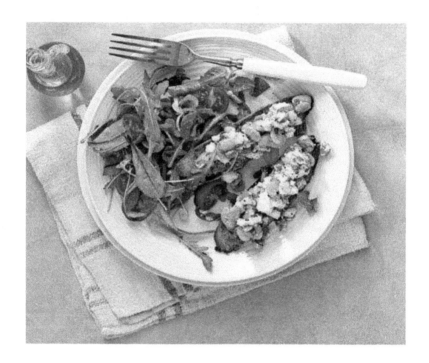

Ingredientes

 ❖ 350 g de habas frescas o congeladas
 ❖ 100 g de queso feta (o alternativa vegetariana), escurrido
 ❖ 2 cucharadas de hojas de menta picadas o ralladas
 ❖ 1 cucharada de aceite de oliva extra virgen
 ❖ 50g bolsa ensalada mixta hoja
 ❖ 10 tomates cherry, cortados por la mitad
 ❖ 1 cucharadita de jugo de limón
 ❖ 4 rebanadas finas de baguettes (blancas o marrones)

PASOS

1. Pon a hervir una olla pequeña. Agrega las nueces, vuelve a hervir y cocina por 4 minutos. Drene en el filtro bajo el flujo de agua hasta que esté frío. Presione cada frijol de la piel en un tazón.

2. Desmenuce sobre el queso feta y esparza las hojas de la temporada de menta moliendo pimientos negros y rocíe con 2 cucharadas de aceite. Revuelva juntos.

3. Revuelva la ensalada y las hojas de tomate con el aceite de oliva y el jugo de limón restante, luego entre 2 platos. Pan pan debajo de la parrilla o en una tostadora hasta que esté dorado y crujiente por ambos lados. Para

servir, una cucharada mixta de nueces y queso a la tostada y colóquela junto a la ensalada.

13.Caponata

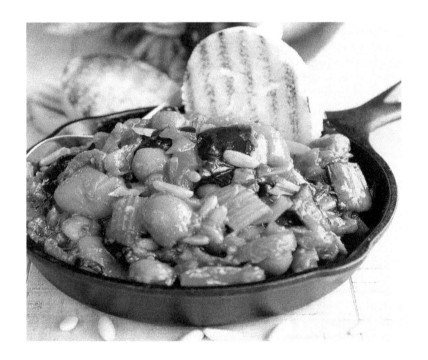

Ingredientes

- ❖ Para la caponata
- ❖ 100 ml de aceite de oliva
- ❖ 3 berenjenas grandes, cortadas en cubos de 2 cm
- ❖ 2 chalotas largas, picadas
- ❖ 4 tomates ciruela grandes, picados
- ❖ 2 cucharaditas de alcaparras, remojadas si están saladas
- ❖ 50g de pasas
- ❖ 4 ramas de apio, en rodajas
- ❖ 50 ml de vinagre de vino tinto
- ❖ puñado de piñones tostados y hojas de albahaca
- ❖ Para la bruschetta
- ❖ 8 rebanadas de ciabatta
- ❖ aceite de oliva para rociar
- ❖ 1 diente de ajo

PASOS

1. Vierta el aceite de oliva en una sartén o cazuela de base pesada, colóquelo a fuego medio y agregue la berenjena. Cocine por unos buenos 15-20 minutos hasta que esté suave. La cuchara de berenjena sale de la sartén; te queda aceite de oliva. Agregue los chalotes y cocine por unos 5 minutos hasta que estén suaves y transparentes. Agregue los tomates y

cocine lentamente, para que se deshagan, se conviertan en papilla suave, luego agregue berenjena nuevamente a la sartén. Ahora ponemos la alcaparra, las pasas, el apio, el vinagre, bien, y tapamos con la tapa. Cocine a fuego lento durante 40 minutos, hasta que todas las verduras estén blandas. Revuelva suavemente, para que no se rompa demasiado; El estofado debe oler agridulce.

2. Cuando la Caponata esté cocida, déjala un poco fría cuando hagas una bruschetta. Caliente una sartén, rocíe el pan con aceite de oliva y cocine a la parrilla hasta que estén tostadas y ligeramente carbonizadas por ambos lados, luego frote con los dientes y sazone el ajo. Sirva la caponata tibia untada con hojas de albahaca y piñones, acompañada de bruschetta.

14.Ensalada mediterránea de higos y mozzarella

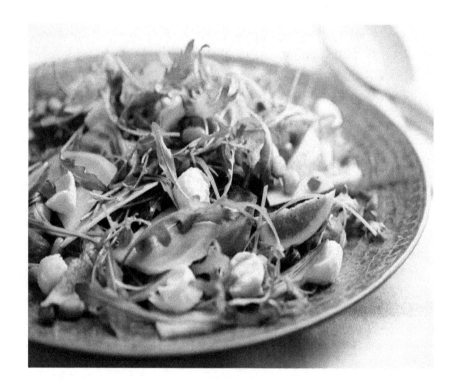

Ingredientes

- ❖ 200g de judías verdes finas, recortadas
- ❖ 6 higos pequeños, cortados en cuartos
- ❖ 1 chalota, en rodajas finas
- ❖ x bola de mozzarella escurrida y cortada en trozos
- ❖ 50g de avellana tostada y picada
- ❖ puñado de hojas de albahaca, cortadas
- ❖ 3 cucharadas de vinagre balsámico
- ❖ 1 cucharada de mermelada o condimento de higos
- ❖ 3 cucharadas de aceite de oliva extra virgen

PASOS

1. En una sartén grande de agua salada, blanquee los frijoles durante 2-3 minutos. Escurrir, enjuagar con agua fría y luego escurrir sobre papel de cocina. Coloca el plato. Cubra con higos, chalotes, mozzarella, avellanas y albahaca.

2. En un tazón pequeño o frasco congestionado con una tapa adecuada, agregue vinagre, mermelada de higos, aceite de oliva y especias. Batir bien y verter la ensalada antes de servir.

15.Pescado envuelto en danceta con patatas al limón

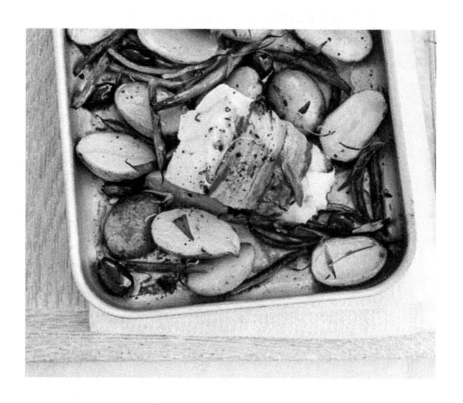

Ingredientes

- ❖ 300g de patata nueva
- ❖ 100 g de judías verdes
- ❖ un puñado de aceitunas negras kalamata
- ❖ ralladura y jugo 1 limón
- ❖ 2 cucharadas de aceite de oliva
- ❖ 2 filetes de abadejo gruesos u otro pescado blanco sostenible
- ❖ 4 rebanadas de panceta o tocino ahumado rayado en rodajas finas
- ❖ pocas ramitas de estragón se dejan recogidas

PASOS

1. Caliente el horno a 200C / 180C ventilador / gas 6. Coloque las papas en una olla con agua y hierva durante 10-12 minutos hasta que estén tiernas. Agregue los frijoles durante los últimos 2-3 minutos. Escurrir bien y cortar las patatas por la mitad. Vierta en una fuente para hornear espaciosa y mezcle con las aceitunas, la ralladura de limón y el aceite. Sazone bien.
2. Sazone el pescado y envuélvalo con la panceta o tocino. Colocar encima de las patatas. Hornee por 10-12 minutos hasta que esté bien cocido, luego agregue un chorrito de jugo de limón y esparza con estragón antes de servir.

16.Polenta, verduras asadas y patatas fritas con parmesano y pimienta

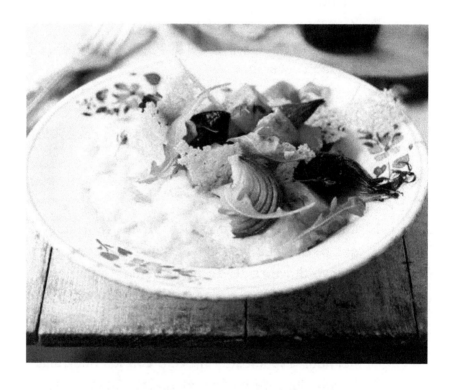

Ingredientes

- ❖ 1 calabaza pequeña (aproximadamente 450 g), pelada y cortada en cubos de 2 cm
- ❖ 3 remolachas crudas (unos 200 g), cortadas en cubos de 2 cm
- ❖ 2 cebollas rojas pequeñas, cortadas en rodajas finas
- ❖ 3 cucharadas de aceite de oliva
- ❖ jugo de ½ limón
- ❖ 200g de polenta fina
- ❖ ½ cucharadita de sal
- ❖ 50 g de mantequilla
- ❖ 60 g de queso rallado (utilizamos una mezcla 50/50 de parmesano y taleggio)
- ❖ un gran puñado de cohetes, para servir
- ❖ 2 cucharaditas de hojas de tomillo recién cogidas
- ❖ Para las patatas fritas con parmesano
- ❖ 50g de parmesano rallado

PASOS

1. Para hacer las patatas fritas, baje el horno a 200C / 180C ventilador / marca de gas 6. Sazone el parmesano rallado con una pizca grande de pimienta negra y esparza uniformemente sobre una bandeja para hornear cubierta con una lámina de silicona o papel parafinado ligeramente aceitado y

hornee 5 minutos, hasta que estén doradas pero no doradas. Después de enfriar durante cinco minutos, rómpalo en trozos crujientes con los dedos.

2. Encienda el horno a 220C / 200C ventilador / marca de gas 7. Mezcle los trozos de calabaza y remolacha en el jugo de limón y el aceite, sazone ligeramente con sal y pimienta y hornee en una fuente para asar durante 20 minutos. Agregue las rodajas de cebolla y continúe horneando durante 25 minutos más.

3. Mientras tanto, lleve un litro de agua, sal y la mitad de la mantequilla a fuego lento en una olla grande, luego agregue lentamente la polenta en un chorro fino, revolviendo todo el tiempo. Continúe cocinando a fuego lento durante 35 minutos (o de acuerdo con las instrucciones si usa polenta de cocción rápida), revolviendo a menudo para evitar que se pegue al fondo. La polenta debe estar espesa pero aún blanda en este punto. Si comienza a secarse demasiado, agregue una taza de agua. Cuando esté cocido, revuelva con el resto de la mantequilla, el parmesano y el taleggio, y una pizca de pimienta blanca.

4. Para servir, vierta la polenta en una tabla o en platos, esparza sobre las verduras y los jugos de asar, luego la rúcula y el tomillo. Meta las patatas fritas con parmesano entre las verduras y cómelas calientes.

17 espinacas con ají y migas de limón

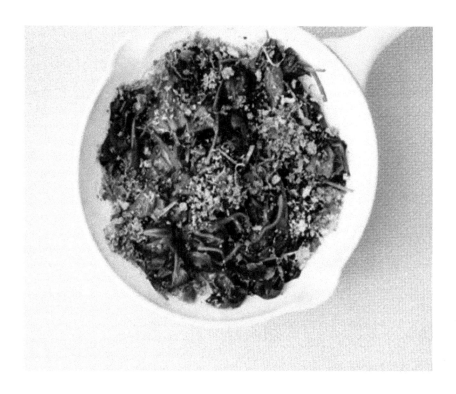

Ingredientes

- ❖ 25 g de mantequilla
- ❖ 100 g de pan rallado fresco
- ❖ ralladura de 1 limón
- ❖ 2 dientes de ajo machacados
- ❖ 1 chile rojo, finamente picado
- ❖ 500g de espinacas

PASOS

1. Derrita la mantequilla en una sartén grande, luego, cuando comience a hacer espuma, agregue el pan rallado, la ralladura, el ajo y la guindilla. Cocine hasta que esté dorado y crujiente. Retirar de la sartén, sazonar y reservar.
2. Agregue las espinacas a la sartén y déjelas secar, revolviendo. Sazone y sirva con migas crujientes esparcidas por encima.

18 Bandeja para hornear pollo mediterráneo

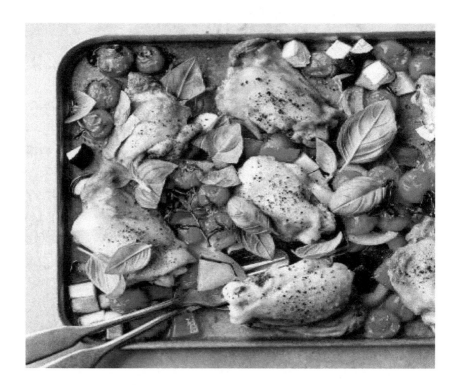

Ingredientes

- ❖ 2 pimientos rojos, sin semillas y cortados en trozos
- ❖ 1 cebolla morada, cortada en gajos
- ❖ 2 cucharaditas de aceite de oliva
- ❖ 4 pechugas de pollo con piel
- ❖ $\frac{1}{2}$ x 150g paquete de ajo entero y queso de hierbas suaves
- ❖ Paquete de 200g de tomates cherry
- ❖ puñado de aceitunas negras

PASOS

1. Calentar el horno a 200C / 180C ventilador / gas 6. Mezclar los pimientos y la cebolla en una bandeja de horno grande con la mitad del aceite. Transfiera al horno y cocine en el estante superior durante 10 minutos.
2. Mientras tanto, haga con cuidado un bolsillo entre la piel y la carne de cada pechuga de pollo, pero no le quite la piel por completo. Empuje cantidades iguales de queso debajo de la piel, alise la piel hacia abajo, cepille con el resto del aceite, sazone y agregue a la bandeja, tomates y aceitunas. Regrese al horno y cocine por 25-30 minutos más hasta que el pollo esté dorado y cocido. Sirva con papas al horno, si lo desea.

19 mejillones con tomate y chile

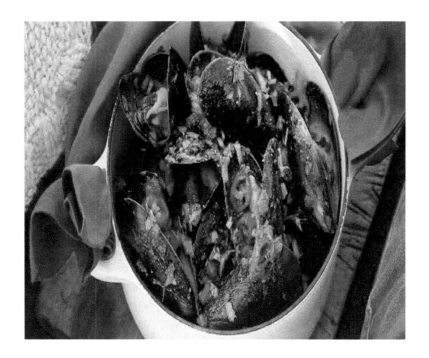

Ingredientes

- ❖ 2 tomates maduros
- ❖ 2 cucharadas de aceite de oliva
- ❖ 1 diente de ajo finamente picado
- ❖ 1 chalota finamente picada
- ❖ 1 chile rojo o verde, sin semillas y finamente picado
- ❖ vaso pequeño de vino blanco seco
- ❖ 1 cucharadita de pasta de tomate
- ❖ una pizca de azúcar
- ❖ 1 kg de mejillones limpios
- ❖ un buen puñado de hojas de albahaca

PASOS

1. Pon los tomates en un bol resistente al calor. Cubrir con agua hirviendo, dejar reposar durante 3 minutos, luego escurrir y pelar. Corta los tomates en cuartos, saca y desecha las semillas con una cucharadita. Picar la pulpa del tomate.

2. Caliente el aceite en una sartén grande con tapa hermética. Agregue el ajo, la chalota y el chile, luego fría suavemente durante 2-3 minutos hasta que se ablanden. Vierta el vino y agregue los tomates, la pasta, el azúcar y el condimento (los mejillones son naturalmente salados, así que tenga cuidado con la sal).

Revuelva bien y cocine a fuego lento durante 2 minutos.

3. Vierta los mejillones y revuélvalos. Cubra bien y cocine al vapor durante 3-4 minutos, agitando la sartén a la mitad, hasta que las cáscaras se hayan abierto.

4. Desechar las cáscaras que queden cerradas, dividir los mejillones en dos tazones y añadir las hojas de albahaca. Proporcione un tazón grande para las cáscaras vacías.

20.Pimientos asados con tomate y anchoas

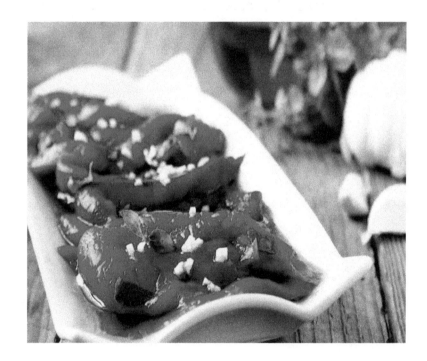

Ingredientes

- ❖ 4 pimientos rojos, cortados por la mitad y sin semillas
- ❖ 50g puede utilizar anchoa en aceite, escurrida
- ❖ 8 tomates pequeños, cortados por la mitad
- ❖ 2 dientes de ajo, en rodajas finas
- ❖ 2 ramitas de romero
- ❖ 2 cucharadas de aceite de oliva

PASOS

1. Calentar el horno a 160C / 140C ventilador / gas 3. Poner el pimentón en una bandeja para hornear grande, revolver con un poco de aceite de anchoa, luego girar el lado cortado. Hornee por 40 minutos, hasta que esté suave pero no se derrumbe.

2. Iris 8 anchoa a lo largo. Coloca 2 partes de tomate, unas rodajas de ajo, unos volantes de romero pequeños y dos trozos de anchoa en cada agujero de pimiento. Rocíe sobre el aceite de oliva, luego vuelva a tostar durante 30 minutos hasta que los tomates estén suaves y los pimientos estén llenos de charcos de jugo sabroso. Dejar enfriar y servir tibio oa temperatura ambiente.

21 pollo mediterráneo con verduras asadas

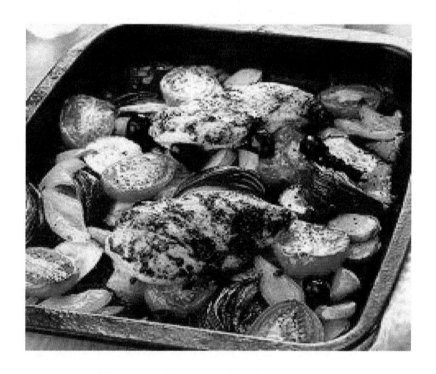

Ingredientes

 * ❖ 250 g de patatas tiernas, en rodajas finas
 * ❖ 1 calabacín grande, cortado en diagonal
 * ❖ 1 cebolla morada, cortada en gajos
 * ❖ 1 pimiento amarillo, sin semillas y cortado en trozos
 * ❖ 6 tomates ciruela firmes, cortados por la mitad
 * ❖ 12 aceitunas negras, sin hueso
 * ❖ 2 filetes de pechuga de pollo deshuesados y sin piel, de aproximadamente 150 g / 5 oz cada uno
 * ❖ 3 cucharadas de aceite de oliva
 * ❖ 1 cucharada de pesto verde redondeado

PASOS

1. Precaliente el horno a 200C / Gas 6 / horno ventilador 180C. Extienda las papas, el calabacín, la cebolla, el pimiento y los tomates en una fuente para asar poco profunda y esparza sobre las aceitunas. Sazone con sal y pimienta negra rugosa.
2. Tebas carne cada pechuga de pollo 3-4 veces con un cuchillo afilado, luego coloca el pollo sobre las verduras.
3. Mezcle el aceite de oliva y el pesto hasta que estén bien mezclados y la cuchara quede uniformemente sobre el pollo. Cubra la lata con papel de aluminio y cocine por 30 minutos.

4. Retire el papel de aluminio de la lata. Regrese al horno y cocine por 10 minutos hasta que las verduras estén líquidas y parezcan tentadoras de comer y pollo cocido (el jugo debe correr claramente cuando se apuñala con una brocheta).

22 rodajas mediterráneas

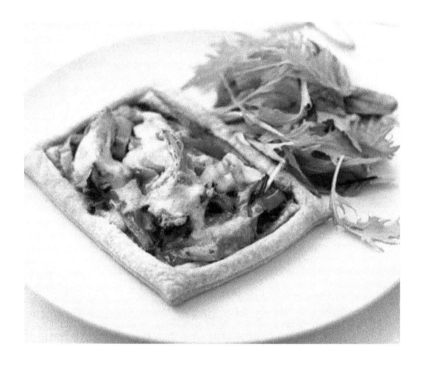

Ingredientes

- ❖ 375g de hojaldre ya enrollado
- ❖ 4 cucharadas de pesto verde
- ❖ 140 g de pimientos asados en rodajas congelados
- ❖ 140 g de alcachofas congeladas (aproximadamente 3 gajos por porción)
- ❖ 125 g de bola de mozzarella o 85 g de queso cheddar rallado

PASOS

1. Caliente el horno a 200C / ventilador 180C / gas 6. Abra el rollo de pastel y córtelo en 4 rectángulos. Tome un cuchillo afilado y una marca de borde de 1 cm en cada rectángulo, tenga cuidado de no cortar el pastel. Colócalo en una bandeja para hornear.

2. Unte 1 hora de pesto en cada rebanada, manténgase dentro del borde, luego apile el pimentón y la alcachofa. Cocine en el horno durante 15 minutos hasta que el bizcocho comience a dorarse.

3. Cortó la bola de mozzarella en trozos pequeños, luego espárcela (o use queso cheddar, si lo desea) sobre las verduras. Regrese al horno durante 5-7 minutos hasta que la masa esté crujiente y el queso se haya derretido. Sirve con ensalada verde.

23 pimientos rellenos fáciles

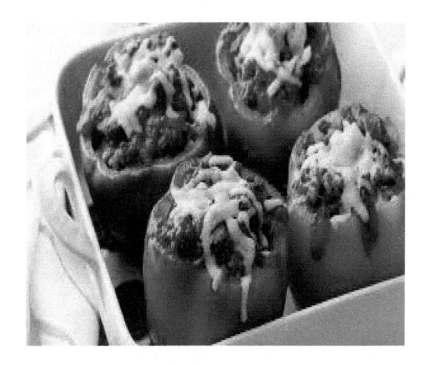

Ingredientes

- ❖ 4 pimientos rojos
- ❖ 2 bolsitas de arroz con tomate cocido (usamos tomate mediterráneo Tilda Rizazz)
- ❖ 2 cucharadas de pesto
- ❖ puñado de aceitunas negras sin hueso, picadas
- ❖ 200 g de queso de cabra en lonchas

PASOS

1. Use un cuchillo pequeño para cortar la parte superior de 4 pimientos rojos, luego saque las semillas. Coloque los pimientos en un plato, con el lado cortado hacia arriba, y cocine en el microondas a temperatura alta durante 5-6 minutos hasta que se ablanden y se ablanden.

2. Mientras se cocinan los pimientos, mezcla dos bolsitas de 250g de arroz con tomate cocido junto con 2 cucharadas de pesto y un puñado de aceitunas negras picadas y sin hueso, y 140g de queso de cabra en rodajas.

3. Vierta el arroz, el pesto, las aceitunas y la mezcla de queso de cabra en los pimientos, cubra con los 60 g restantes de queso de cabra en rodajas y continúe cocinando durante 8-10 minutos.

24 mejillones crujientes al horno

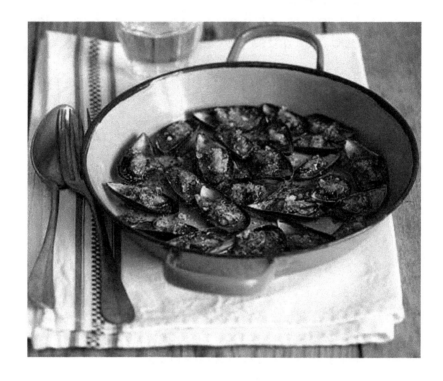

Ingredientes

- ❖ 1 kg de mejillones en su caparazón
- ❖ 50g de pan rallado tostado
- ❖ ralladura de 1 limón
- ❖ 100 g de mantequilla de ajo y perejil

PASOS

1. Frota los mejillones y quítale las barbas. Enjuague con varios cambios de agua fría, luego deseche los que estén abiertos y no cierren cuando se golpean contra el costado del fregadero.

2. Escurrimos los mejillones y los ponemos en una cacerola grande con un chorrito de agua. Lleve a ebullición, luego cubra la sartén, agitando ocasionalmente, hasta que los mejillones estén abiertos; esto tomará 2-3 minutos. Escurrir bien, luego desechar los que queden cerrados; calentar la parrilla a temperatura alta.

3. Mezclar las migas y la ralladura. Retire un lado de cada caparazón, luego unte un poco de mantequilla sobre cada mejillón. Colocar en una bandeja para hornear y espolvorear con migas. Ase durante 3-4 minutos hasta que esté crujiente.

25.Aïoli

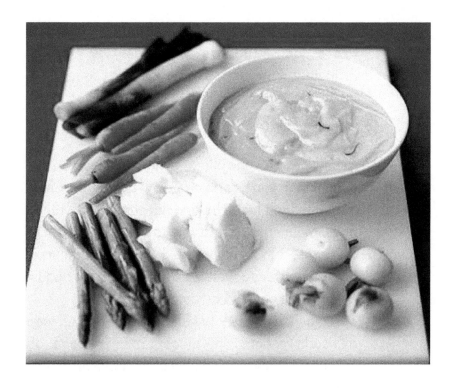

Ingredientes

- ❖ pizca de hebras de azafrán
- ❖ 3 dientes de ajo machacados
- ❖ 2 yemas de huevo
- ❖ 1 cucharada de mostaza de Dijon
- ❖ 300 ml de aceite de oliva

PASO

1. En un tazón pequeño, vierta 1 cucharada de agua hirviendo sobre la cúrcuma y reserve. Coloque el ajo, las yemas de huevo y la mostaza en un procesador de alimentos o licuadora. Blitz se convirtió en una pasta y goteó silenciosamente con aceite de oliva para hacer una salsa espesa de mayonesa. Cuando todo se junte, agregue el azafrán, la cúrcuma, el jugo de limón y sazone al gusto. El alioli se mantendrá en el refrigerador hasta por 2 días.

26 Ensalada de sandía y queso feta con pan crujiente

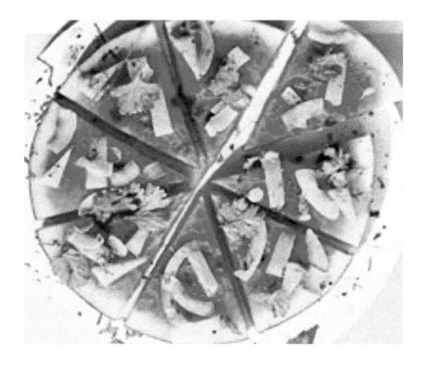

Ingredientes

- ❖ ½ sandía (aproximadamente 1,5 kg), pelada, sin semillas y cortada en trozos
- ❖ 200 g de queso feta en bloque, en cubos
- ❖ gran puñado de aceitunas negras
- ❖ puñado de perejil de hoja plana y hojas de menta, picadas
- ❖ 1 cebolla morada, finamente cortada en aros
- ❖ aceite de oliva y vinagre balsámico, para servir
- ❖ Para el pan crujiente
- ❖ ½ paquete de 500 g de mezcla de pan blanco
- ❖ 1 cucharada de aceite de oliva, más un poco más para rociar
- ❖ harina común para espolvorear
- ❖ 1 clara de huevo batida
- ❖ una mezcla de semillas de sésamo, semillas de amapola y semillas de hinojo para esparcir

PASOS

1. Prepare el pan de acuerdo con las instrucciones del paquete con 1 cucharada de aceite de oliva. Deje reposar en un lugar cálido durante aproximadamente 1 hora hasta que duplique su tamaño. Caliente el horno a 220C / 200C ventilador / gas 7. Golpee el pan hacia atrás y divídalo en 6 piezas. En una superficie

enharinada, enrolle los trozos de pan lo más finos posible, luego transfiéralos a las bandejas para hornear. Pincelar con la clara de huevo y esparcir con las semillas mezcladas. Hornee por unos 15 minutos hasta que estén crujientes y dorados; si se hinchan, mejor aún. Es posible que deba hacer esto por lotes. Los trozos de pan se pueden hacer el día anterior y se guardan en un recipiente hermético.

2. En un tazón grande para servir, mezcle ligeramente el melón con el queso feta y las aceitunas. Esparcir sobre las hierbas y los aros de cebolla, luego servir con el aceite de oliva y el balsámico para rociar. Sirva la pila de panes crujientes a un lado para partir y usar para preparar la ensalada.

27.Calamares crujientes con caponata

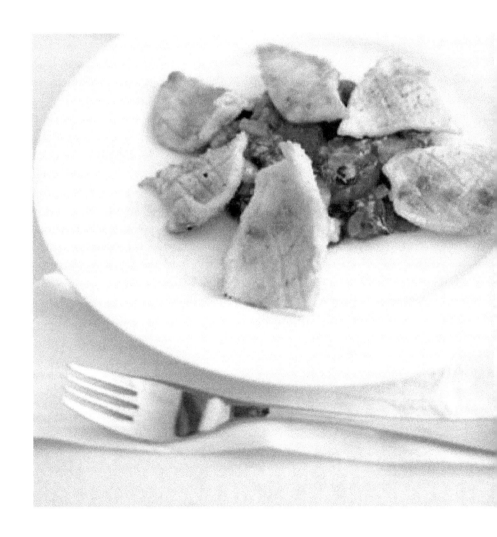

Ingredientes

- ❖ 800 g de tubos de calamar limpios (aproximadamente 3 tubos grandes)
- ❖ 150 g de harina común
- ❖ 1 cucharada de pimienta de cayena o chile en polvo
- ❖ aceite de girasol para freír
- ❖ Para la caponata
- ❖ 1 berenjena grande
- ❖ 4 cucharadas de aceite de oliva extra virgen
- ❖ 1 cebolla picada
- ❖ 3 ramas de apio, en rodajas
- ❖ 250 g de tomates cherry
- ❖ 3 dientes de ajo machacados
- ❖ 1 cucharadita de azúcar en polvo
- ❖ 1 cucharada de vinagre balsámico
- ❖ 150g de aceituna verde, deshuesada
- ❖ 30 g de alcaparras, enjuagadas si están saladas
- ❖ puñado de hojas de albahaca, ralladas

PASOS

1. Para preparar los calamares, coloque los calamares a bordo. Inserte un cuchillo largo y delgado en la abertura y córtelo cuidadosamente a lo largo de un lado. Ábralo en una hoja plana y raspe cualquier resto de membrana. Utilice la punta del cuchillo para marcar ligeramente la carne en forma de diamante, teniendo cuidado de no cortar el calamar por completo. Cortar los calamares rayados en grandes triángulos listos para enharinarlos y freírlos.

Para la caponata, la berenjena debe cortarse en dados uniformes:
* Córtelo a lo largo de aproximadamente 1 cm de grosor.
* Corta tiras largas del mismo tamaño.
* Córtalos en cuadrados.

2. Caliente la mitad del aceite en una sartén grande. Freír las cebollas durante 3-4 minutos hasta que comiencen a ablandarse, agregar la berenjena, luego continuar cocinando durante 8-10 minutos hasta que estén doradas y blandas. Vierta en un colador sobre un tazón.
3. Vuelva a verter el aceite del tazón en la sartén y rellénelo con un chorrito de aceite fresco.

Freír el apio, los tomates y el ajo machacado juntos. Espolvoree el azúcar, agregue el vinagre y cocine durante 3-4 minutos hasta que los tomates comiencen a liberar su jugo.

4. Vuelva a colocar la berenjena y la cebolla con el apio. Esparcir las aceitunas, las alcaparras y la albahaca, luego revolver bien todo. Cocine por 5 minutos hasta que hierva a fuego lento, luego sazone al gusto. Apagar el fuego, rociar con el resto del aceite y reservar.

5. Justo antes de cocinar, coloque los calamares en un tazón grande. Tamizar la harina y la pimienta de cayena juntos sobre los calamares, luego mezclar bien y sazonar con Sal Sal. Vuelva a colocar los calamares en el colador y sacuda todo el exceso de harina.

6. Vierta suficiente aceite de girasol en una sartén grande, de modo que tenga aproximadamente 1 cm de profundidad. Calentar el aceite hasta que chisporrotee cuando se espolvorea con un poco de harina. En tandas, sofreír los calamares durante 2-3 minutos por cada lado hasta que estén dorados y crujientes. Cuando esté cocido, use unas tenazas para levantar los calamares en un plato forrado con papel de cocina. Ahora está listo para servir.

7. Coloque la caponata dentro de un anillo de metal de 10 cm de ancho (o simplemente haga una pila ordenada) en el medio de un plato

mediano. Use el dorso de la cuchara para presionar ligeramente la caponata y nivelar la parte superior de la pila. Levante con cuidado el anillo, manteniendo circular la torre de caponata. Aprenda cinco o seis trozos de calamar alrededor de la caponata como los pétalos de una flor, luego sirva inmediatamente.

28. MEDITERRÁNEO calamar

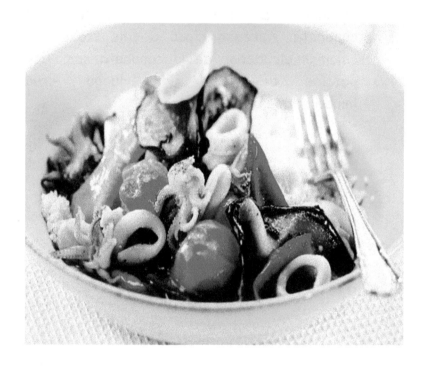

Ingredientes

- 800 g de tubos de calamar limpios (aproximadamente 3 tubos grandes)
- 150 g de harina común
- 1 cucharada de pimienta de cayena o chile en polvo
- aceite de girasol para freír
- Para la caponata
- 1 berenjena grande
- 4 cucharadas de aceite de oliva extra virgen
- 1 cebolla picada
- 3 ramas de apio, en rodajas
- 250 g de tomates cherry
- 3 dientes de ajo machacados
- 1 cucharadita de azúcar en polvo
- 1 cucharada de vinagre balsámico
- 150g de aceituna verde, deshuesada
- 30 g de alcaparras, enjuagadas si están saladas
- puñado de hojas de albahaca, ralladas

PASOS

1. Para preparar los calamares, coloque los calamares a bordo. Inserte un cuchillo largo y delgado en la abertura y córtelo cuidadosamente a lo largo de un lado. Ábralo en una hoja plana y raspe cualquier resto de membrana. Utilice la punta del cuchillo para marcar ligeramente la carne en forma de diamante, teniendo cuidado de no cortar el calamar por completo. Cortar los calamares rayados en grandes triángulos listos para enharinarlos y freírlos.

Para la caponata, la berenjena debe cortarse en dados uniformes:

- Córtelo a lo largo de aproximadamente 1 cm de grosor.
- Corta tiras largas del mismo tamaño.
- Córtalos en cuadrados.

2. Caliente la mitad del aceite en una sartén grande. Freír las cebollas durante 3-4 minutos hasta que comiencen a ablandarse, agregar la berenjena, luego continuar cocinando durante 8-10 minutos hasta que estén doradas y blandas. Vierta en un colador sobre un tazón.

3. Vuelva a verter el aceite del tazón en la sartén y rellénelo con un chorrito de aceite fresco. Freír el apio, los tomates y el ajo machacado

juntos. Espolvoree el azúcar, agregue el vinagre y cocine durante 3-4 minutos hasta que los tomates comiencen a liberar su jugo.

4. Vuelva a colocar la berenjena y la cebolla con el apio. Esparcir las aceitunas, las alcaparras y la albahaca, luego revolver bien todo. Cocine por 5 minutos hasta que hierva a fuego lento, luego sazone al gusto. Apagar el fuego, rociar con el resto del aceite y reservar.

5. Justo antes de cocinar, coloque los calamares en un tazón grande. Tamizar la harina y la pimienta de cayena juntos sobre los calamares, luego mezclar bien y sazonar con Sal Sal. Vuelva a colocar los calamares en el colador y sacuda todo el exceso de harina.

6. Vierta suficiente aceite de girasol en una sartén grande, de modo que tenga aproximadamente 1 cm de profundidad. Calentar el aceite hasta que chisporrotee cuando se espolvorea con un poco de harina. En tandas, sofreír los calamares durante 2-3 minutos por cada lado hasta que estén dorados y crujientes. Cuando esté cocido, use unas tenazas para levantar los calamares en un plato forrado con papel de cocina. Ahora está listo para servir.

7. Coloque la caponata dentro de un anillo de metal de 10 cm de ancho (o simplemente haga una pila ordenada) en el medio de un plato mediano. Use el dorso de la cuchara para

presionar ligeramente la caponata y nivelar la parte superior de la pila. Levante con cuidado el anillo, manteniendo circular la torre de caponata. Aprenda cinco o seis trozos de calamar alrededor de la caponata como los pétalos de una flor, luego sirva inmediatamente.

29. Bollos mediterráneos

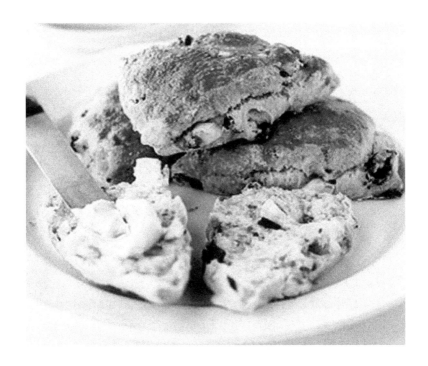

Ingredientes

- ❖ 8 higos, cortados por la mitad
- ❖ 2 cucharadas de mantequilla
- ❖ 2 cucharadas de miel clara
- ❖ 2 cucharadas de azúcar morena
- ❖ 2 cucharaditas de canela en polvo
- ❖ 2 cucharadas de jugo de naranja
- ❖ Anís de 2 estrellas
- ❖ dedos de mantequilla, para servir
- ❖ Para el mascarpone de jengibre
- ❖ 1 bola de jengibre, finamente picado
- ❖ 1 cucharada de sirope de jengibre del frasco
- ❖ $\frac{1}{2}$ tarrina de mascarpone de 250 g

1. PASOS

1. Caliente el horno a 200C / 180C ventilador / gas 6. Coloque los higos en una fuente para hornear refractaria, salpique la mantequilla y rocíe con miel. Espolvoree el azúcar y la canela, luego vierta sobre el jugo de naranja y mezcle ligeramente. Colocar el anís estrellado entre los higos y asar durante 15-20 minutos.

2. Cuando esté listo para servir, mezcle el jengibre y el almíbar con el mascarpone. Coloque 4 mitades de higo, rociadas con almíbar, en un plato con una cucharada de mascarpone y unos dedos de mantequilla.

30 Ensalada mediterránea de queso feta con aderezo de granada

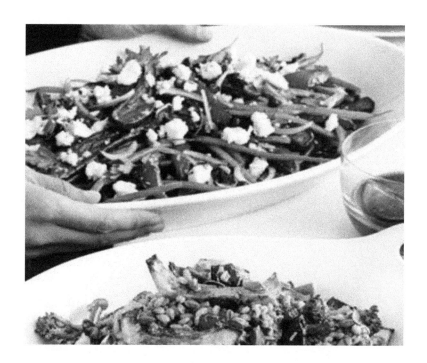

Ingredientes

- ❖ 2 pimientos rojos
- ❖ 3 berenjenas medianas, cortadas en trozos o 15 pequeñas, cortadas a la mitad
- ❖ 6 cucharadas de aceite de oliva extra virgen
- ❖ cucharadita de canela
- ❖ 200 g de judías verdes, blanqueadas (si puede, use congeladas)
- ❖ 1 cebolla morada pequeña, cortada en medias lunas
- ❖ 200 g de queso feta, escurrido y desmenuzado
- ❖ semillas 1 granada
- ❖ un puñado de perejil, picado

Para el aderezo

- ❖ 1 diente de ajo pequeño, triturado
- ❖ 1 cucharada de jugo de limón
- ❖ 2 cucharadas de melaza de granada
- ❖ 5 cucharadas de aceite de oliva extra virgen

PASOS

1. Caliente el horno a 200C / ventilador 180C / gas 6. Caliente la parrilla al máximo. Corta los pimientos en cuartos, luego colócalos, con la piel hacia arriba, en una bandeja para hornear. Ase hasta que esté ennegrecido. Colocar en una bolsa de plástico, sellar y dejar reposar durante 5 minutos. Cuando esté lo

suficientemente frío para manipular, raspe la piel, deséchelo y luego reserve los pimientos.

2. Coloque las berenjenas en una bandeja de horno, rocíe con aceite de oliva y canela, luego sazone con sal y pimienta. Ase hasta que esté dorado y suave, aproximadamente 25 minutos.

3. Mientras tanto, combine todos los ingredientes del aderezo y mezcle bien.

Servir:

- Coloque las berenjenas, las judías verdes, la cebolla y los pimientos en un plato grande para servir.
- Esparcir con el queso feta y las semillas de granada.
- Vierta el aderezo y luego termine con el perejil.

31 Ensalada griega de tomate con fetta frito

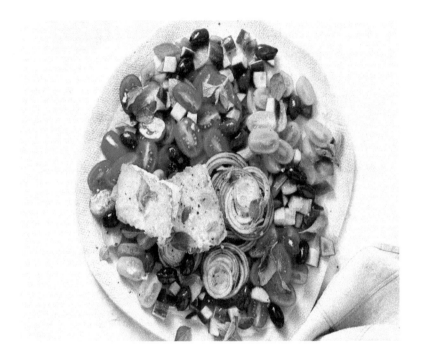

INGREDIENTES

- ❖ 200 g de fetta griego, cortado por la mitad
- ❖ 2 cucharadas de aceite de oliva virgen extra
- ❖ 250g de mini tomates Roma rojos, cortados por la mitad
- ❖ 200 g de tomates uva amarilla, cortados por la mitad
- ❖ 1 pimiento verde, cortado en cubitos
- ❖ 1 pepino libanés, cortado en cubitos
- ❖ 1/2 cebolla morada, finamente cortada en aros
- ❖ 1/2 taza de aceitunas kalamata sin hueso
- ❖ 1/4 taza de hojas frescas de orégano
- ❖ 2 cucharadas de jugo de limón
- ❖ 1 diente de ajo machacado

PASOS

1. Seque el fetta con una toalla de papel. Caliente 2 cucharaditas de aceite en una sartén antiadherente a fuego alto. Agrega fetta. Cocine por 2 minutos, por un lado, o hasta que esté dorado. Retire la sartén del fuego. Deje reposar el fetta en la sartén, sin moverse, durante 10 minutos para que se enfríe un poco.
2. Mientras tanto, combine los tomates, el pimiento, el pepino, la cebolla, las aceitunas y la mitad del orégano en un tazón grande.

3. Coloque el jugo de limón, el ajo y el aceite restante en un tazón pequeño. Sazone con sal, sal y pimienta. Batir para combinar. Agregue aderezo a la ensalada. Mezcle para combinar. Transfiera a una fuente para servir. Coloque el fetta, con el lado dorado hacia arriba, sobre una ensalada. Sirva espolvoreado con el orégano restante.

32 Empanadas mediterráneas de caballa y patata

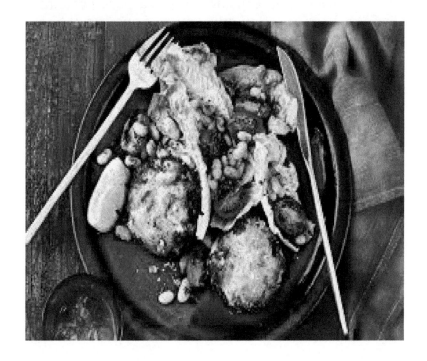

INGREDIENTES

- ❖ 800 g de patatas Desiree, peladas y picadas
- ❖ 2 latas de 115g Filetes de Caballa Deshuesada y Sin Piel Estilo Mediterráneo King Oscar
- ❖ 3 cebollas verdes, finamente picadas
- ❖ 1/2 taza de hojas de albahaca fresca picadas
- ❖ 2 cucharadas de aceitunas kalamata en rodajas
- ❖ 1 cucharadita de cáscara de limón finamente rallada
- ❖ 1 huevo, ligeramente batido
- ❖ 1 1/3 tazas de pan rallado panko
- ❖ Aceite de salvado de arroz para freír

PASOS

1. Coloque la papa en una cacerola grande. Cubrir con agua fría. Llevar a ebullición a fuego alto. Hervir durante 12 minutos o hasta que estén tiernos. Drenar. Regrese a la sartén a fuego lento. Mezcle la papa hasta que el líquido se haya evaporado. Machacar aproximadamente. Transfiera a un tazón. Dejar enfriar.

2. Escurrir la caballa, reservando las rodajas de aceituna. Agregue la caballa y las aceitunas reservadas, la cebolla verde, la albahaca, las aceitunas kalamata, la cáscara de limón, el huevo y 1/3 de taza de pan rallado a la papa;

sazone con sal y pimienta. Revuelve para combinar. Con las manos húmedas, damos forma a la mezcla en 8 hamburguesas.

3. Coloque el pan rallado restante en un plato poco profundo. Cubra las hamburguesas con pan rallado, sacudiendo el exceso. Colocar en un plato forrado con papel de horno. Refrigera por 20 minutos o hasta que esté firme.

4. Mientras tanto, prepare la ensalada de tomate y frijoles Cannellini: combine el tomate, los frijoles, el orégano y la lechuga en un tazón. Rocíe el exceso de ropa. Condimentar con sal y pimienta. Mezcle suavemente para combinar.

5. Vierta suficiente aceite en una sartén antiadherente grande para que suba 1 cm por los lados de la sartén. Caliente a fuego medio: fría las hamburguesas de 2 a 3 minutos por cada lado o hasta que estén doradas y crujientes. Escurrir sobre una toalla de papel. Sirva las empanadas con ensalada y rodajas de limón.

33 Receta Hummus (Auténtica y Casera)

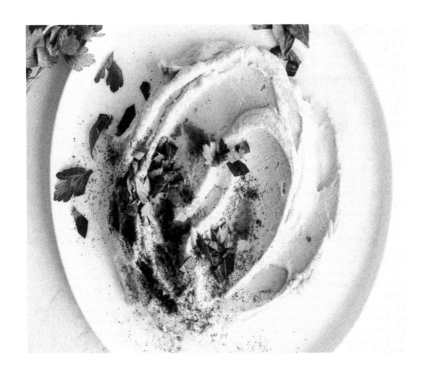

INGREDIENTES

❖ 3 tazas de garbanzos cocidos, pelados (de 1 a 1 ¼ taza de garbanzos secos o de garbanzos enlatados de calidad. Consulte las notas de la receta para obtener más instrucciones sobre cómo cocinar y pelar garbanzos)
❖ 1 o 2 dientes de ajo picados
❖ 3 a 4 cubitos de hielo
❖ ⅓ taza (79 gramos) de pasta tahini
❖ ½ cucharadita de sal kosher
❖ Jugo de 1 limón
❖ Agua caliente (si es necesario)
❖ Aceite de oliva virgen extra griego de cosecha temprana
❖ Zumaque

PASOS

1. Agregue los garbanzos y el ajo picado al tazón de un procesador de alimentos. Haga puré hasta que se forme una mezcla suave y similar a un polvo.
2. Mientras el procesador está funcionando, agregue cubitos de hielo, tahini, sal y jugo de limón. Licue durante unos 4 minutos más o menos. Verifique, y si la consistencia aún es demasiado espesa, encienda el procesador y

agregue lentamente un poco de agua caliente. Licue hasta obtener la consistencia suave como la seda deseada.

3. Unte en un tazón para servir y agregue una generosa llovizna de AOVE Early Harvest. Agregue algunos garbanzos al medio, si lo desea. Espolvorea zumaque encima. Disfrútelo con gajos de pita calientes y sus verduras favoritas.

34. guarnición de micro hierbas

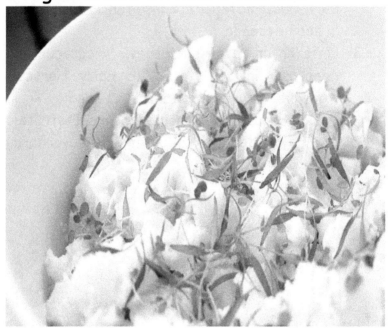

INGREDIENTES

- ❖ Aceite de oliva virgen extra para cepillar
- ❖ 1 pimiento rojo pequeño, picado (aproximadamente $\frac{3}{4}$ de taza)
- ❖ 12 tomates cherry, cortados por la mitad
- ❖ 1 chalota finamente picada
- ❖ 6 a 10 aceitunas kalamata sin hueso, picadas
- ❖ 3 a 4 oz / 113 g de pollo o pavo cocido, deshuesado y desmenuzado
- ❖ 1 oz / 28. 34 g (aproximadamente $\frac{1}{2}$ taza) de hojas frescas de perejil picadas
- ❖ Un puñado de queso feta desmenuzado a tu gusto
- ❖ 8 huevos grandes
- ❖ Sal y pimienta
- ❖ $\frac{1}{2}$ cucharadita de pimentón español
- ❖ $\frac{1}{4}$ de cucharadita de cúrcuma molida (opcional)

PASOS

1. Coloque una rejilla en el centro de su horno y precaliente a 350 grados F.
2. Prepare un molde para muffins de 12 tazas como este (o 12 moldes para muffins

individuales). Unte con aceite de oliva virgen extra.

3. Divida los pimientos, tomates, chalotes, aceitunas, pollo (o pavo), perejil y queso feta desmenuzado entre las 12 tazas (deben llegar a aproximadamente ⅔ del camino lleno.)

4. En una taza medidora grande o un tazón para mezclar, agregue los huevos, la sal, la pimienta y las especias. Batir bien para combinar.

5. Vierta la mezcla de huevo con cuidado sobre cada taza, dejando un poco de espacio en la parte superior (debe ser aproximadamente $\frac{3}{4}$ del camino).

6. Coloque el molde para muffins o los moldes para muffins encima de una bandeja para hornear (para ayudar a atrapar cualquier derrame). Hornee en el horno caliente durante unos 25 minutos o hasta que los muffins de huevo estén listos.

7. Deje enfriar durante unos minutos, luego pase un pequeño cuchillo de mantequilla alrededor de los bordes de cada muffin para aflojar. Retirar de la sartén y servir.

35.FaltaMudamas

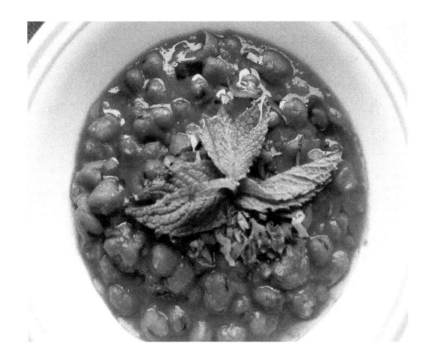

INGREDIENTES

- ❖ 2 latas de habas simples (13 a 15 onzas cada lata) (vea las notas si usa habas secas)
- ❖ $\frac{1}{2}$ taza de agua
- ❖ Sal kosher
- ❖ $\frac{1}{2}$ a 1 cucharadita de comino molido
- ❖ 1 a 2 pimientos picantes, picados (los jalapeños funcionarán aquí)
- ❖ 2 dientes de ajo picados
- ❖ 1 jugo de limón grande de
- ❖ Aceite de oliva virgen extra (Cosecha Temprana)
- ❖ 1 taza de perejil picado
- ❖ 1 tomate, cortado en cubitos

Servir:
- ❖ Pan de hoyo tibio
- ❖ Tomates en rodajas
- ❖ Pepinos en rodajas
- ❖ Cebollas verdes
- ❖ Aceitunas

PASOS

1. En una sartén o cacerola de hierro fundido, agregue las habas y $\frac{1}{2}$ taza de agua. Caliente a fuego medio-alto. Sazone con sal kosher y

comino. Use un machacador de papas o un tenedor para triturar las habas.

2. En un mortero, agregue los pimientos picantes y el ajo. Aplastar. Agregue el jugo de un limón y revuelva para combinar.

3. Vierta la salsa de ajo y pimiento picante sobre las habas. Agrega un generoso chorrito de aceite de oliva virgen extra. Cubra con perejil picado, tomates cortados en cubitos y unas rodajas de pimientos picantes, si lo desea.

4. Sirva con pan de pita, verduras en rodajas y aceitunas.

36 Batido cremoso de plátano y dátil Tahini

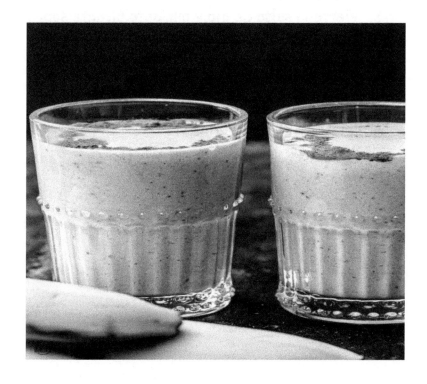

INGREDIENTES

- ❖ 2 plátanos congelados, en rodajas
- ❖ 4 dátiles Medjool sin hueso (si son demasiado grandes, puedes picarlos un poco).
- ❖ $\frac{1}{4}$ de taza de tahini (yo usé Soom tahini)
- ❖ $\frac{1}{4}$ taza de hielo picado
- ❖ 1 $\frac{1}{2}$ tazas de leche de almendras sin azúcar
- ❖ Una pizca de canela molida, más para más tarde

PASOS

1. Coloque los plátanos congelados en rodajas en su licuadora, agregue los ingredientes restantes. Enciende la licuadora hasta lograr un batido suave y cremoso.
2. Transfiera los batidos de banana y dátiles a tazas para servir y agregue una pizca de más canela molida encima.

37 Receta Shakshuka

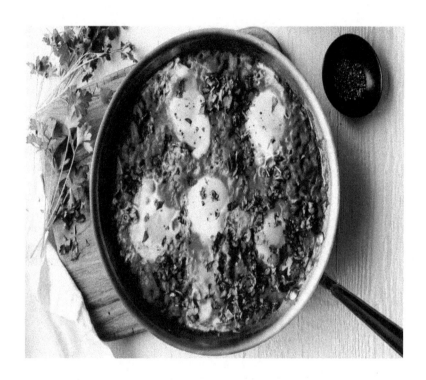

INGREDIENTES

- ❖ Aceite de oliva virgen extra (utilicé AOVE Reserva Privada)
- ❖ 1 cebolla amarilla grande, picada
- ❖ 2 pimientos verdes picados
- ❖ 2 dientes de ajo pelados y picados
- ❖ 1 cucharadita de cilantro molido
- ❖ 1 cucharadita de pimentón dulce
- ❖ $\frac{1}{2}$ cucharadita de comino molido
- ❖ Pizca de hojuelas de pimiento rojo (opcional)
- ❖ Sal y pimienta
- ❖ 6 tomates maduros, picados (aproximadamente 6 tazas de tomates picados)
- ❖ $\frac{1}{2}$ taza de salsa de tomate
- ❖ 6 huevos grandes
- ❖ $\frac{1}{4}$ de taza de hojas frescas de perejil picadas (aproximadamente 0.2 onzas o 5 gramos)
- ❖ $\frac{1}{4}$ de taza de hojas de menta fresca picadas (aproximadamente 0,2 onzas o 5 gramos)

PASOS

1. Caliente 3 cucharadas de aceite de oliva en una sartén grande de hierro fundido. Agregue las cebollas, los pimientos verdes, el ajo, las especias, una pizca de sal y la pimienta. Cocine,

revolviendo ocasionalmente, hasta que las verduras se ablanden, aproximadamente 5 minutos.

2. Agrega los tomates y la salsa de tomate. Tape y deje hervir a fuego lento durante unos 15 minutos. Destape y cocine un poco más para permitir que la mezcla se reduzca y espese. Prueba y ajusta el condimento a tu gusto.

3. Con una cuchara de madera, haga 6 hendiduras o "huecos" en la mezcla de tomate (asegúrese de que las hendiduras estén espaciadas). Rompe suavemente un huevo en cada hendidura.

4. Reduzca el fuego, cubra la sartén y cocine a fuego lento hasta que las claras de huevo estén firmes.

5. Destape y agregue el perejil fresco y la menta. Puede agregar pimienta negra o pimiento rojo triturado si lo desea. Sirva con pita tibia, pan jalá o su elección de pan crujiente.

38. Receta de falafel

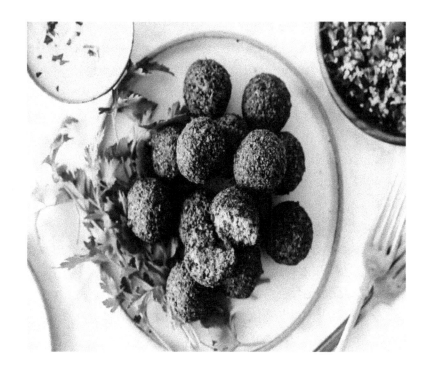

INGREDIENTES

- ❖ 1 receta de falafel
- ❖ 1 receta clásica de hummus (o hummus de ajo asado, hummus de pimiento rojo asado)
- ❖ 1 receta de Baba Ghanoush
- ❖ Queso feta o 1 receta de Labneh
- ❖ 1 receta de Tabouli
- ❖ 1 a 2 tomates, en rodajas
- ❖ 1 pepino inglés, en rodajas
- ❖ 6 a 7 rábanos, cortados por la mitad o en rodajas
- ❖ Aceitunas surtidas (me gusta una mezcla de aceitunas verdes y aceitunas kalamata)
- ❖ Alcachofas o champiñones marinados
- ❖ AOVE Early Harvest y Za'atar para mojar
- ❖ Pan de pita, cortado en cuartos
- ❖ Uvas (limpiador de paleta)
- ❖ Hierbas frescas para decorar

PASOS

1. Prepara el falafel según esta receta. Deberá comenzar al menos la noche anterior a remojar los garbanzos. Consulte las notas a continuación para seguir trabajando. (También

puede comprar falafel en una tienda local del Medio Oriente).

2. Haga el hummus de acuerdo con esta receta y Baba ghanoush de acuerdo con esta receta. Puede preparar ambos la noche anterior y guardarlos en la nevera. Si lo desea, pruebe el hummus de ajo asado o el hummus de pimiento rojo asado para cambiar las cosas. (Si no tiene tiempo, use hummus de calidad comprado en la tienda).

3. Corte el queso feta en rebanadas o prepare Labneh con anticipación de acuerdo con esta receta.

4. Haga tabouli de acuerdo con esta receta. Se puede preparar con un par de días de anticipación y refrigerar en recipientes de vidrio con tapa hermética.

5. Para armar la tabla de desayuno mediterránea, coloque el hummus, el baba ghanoush, el aceite de oliva, el za'atar y el tabouli en tazones. Coloque el recipiente más grande en el centro de una tabla o fuente de madera grande para crear un punto focal. Coloque los tazones restantes en diferentes partes del tablero o fuente para crear movimiento y forma. Use los espacios de los tazones para colocar los ingredientes restantes como falafel, verduras en rodajas y pan de pita. Agregue uvas y decore con hierbas frescas, si lo desea.

39 Receta simple de jugo verde

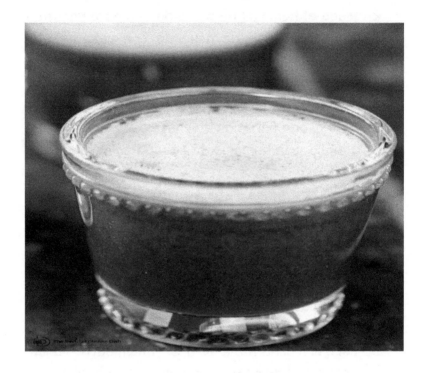

INGREDIENTES

- ❖ 1 manojo de col rizada (alrededor de 5 oz)
- ❖ Trozo de jengibre fresco de 1 pulgada, pelado
- ❖ 1 manzana Granny Smith (o cualquier manzana grande)
- ❖ 5 tallos de apio, con las puntas recortadas
- ❖ ½ pepino inglés grande
- ❖ Un puñado de perejil fresco (aproximadamente 1 oz)

PASOS

1. Lava y prepara las verduras. Me gusta cortarlos en trozos grandes.
2. Exprima en el orden indicado (o agréguelos a una licuadora y mezcle a fuego alto).
3. Si usó un exprimidor, simplemente vierta el jugo verde en vasos y disfrútelo de inmediato. Si usara una licuadora, el jugo sería más espeso. Puede verterlo a través de un colador de malla fina y, con el dorso de una cuchara, presione la pulpa en el colador para extraer la mayor cantidad de líquido posible. Vierta el jugo colado en vasos y

40 Ensalada mediterránea

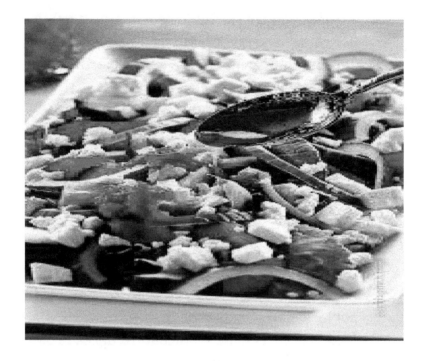

INGREDIENTES

- ❖ 6 tomates Roma, cortados en cubitos (aproximadamente 3 tazas de tomates cortados en cubitos)
- ❖ 1 pepino inglés grande (o pepino de invernadero), cortado en cubitos
- ❖ $\frac{1}{2}$ a $\frac{3}{4}$ taza llena / 15 a 20 g de hojas frescas de perejil picadas
- ❖ sal al gusto
- ❖ $\frac{1}{2}$ cucharadita de pimienta negra
- ❖ 1 cucharadita de zumaque molido
- ❖ 2 cucharadas de aceite de oliva extra virgen Early Harvest
- ❖ 2 cucharaditas de jugo de limón recién exprimido

PASOS

1. Coloque los tomates cortados en cubitos, los pepinos y el perejil en una ensaladera grande. Agregue sal y deje reposar durante 4 minutos más o menos.
2. Agregue los ingredientes restantes y mezcle suavemente la ensalada. Deje que los sabores se mezclen unos minutos antes de servir.

41 Dip de aguacate cítrico grueso

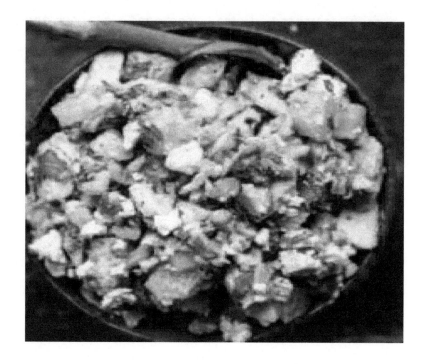

INGREDIENTES

- ❖ 2 naranjas Navel, peladas y cortadas en cubitos
- ❖ 2 aguacates grandes (o 3 aguacates más pequeños), sin hueso, pelados y cortados en cubitos
- ❖ $\frac{1}{2}$ taza / 60 g de cebollas rojas picadas
- ❖ $\frac{1}{2}$ taza de cilantro picado
- ❖ $\frac{1}{2}$ taza / 7 g de menta fresca picada
- ❖ $\frac{1}{2}$ taza / 400 g de corazones de nuez, picados
- ❖ Sal y pimienta
- ❖ $\frac{3}{4}$ cucharadita de zumaque
- ❖ pimentón
- ❖ Zumo de 1 lima
- ❖ Generosa llovizna de aceite de oliva virgen extra griego Early Harvest
- ❖ 1 $\frac{3}{4}$ oz / 49 g de queso feta desmenuzado

PASOS

1. Coloque las naranjas, el aguacate, las cebollas rojas, las hierbas frescas y las nueces en un tazón grande. Sazone con sal, pimienta, zumaque y una pizca de cayena.
2. Agregue jugo de limón y una generosa llovizna de AOVE Early Harvest. Mezcle suavemente para combinar. Agregue queso feta encima.

3. Sirve con tus papas fritas saludables favoritas.

42 Tomates asados rápidos con ajo y tomillo

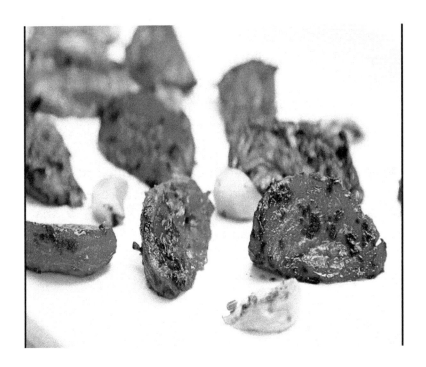

INGREDIENTES

- ❖ 2 tomates más pequeños de laboratorio, cortados por la mitad (usé tomates Campari)
- ❖ 2 a 3 dientes de ajo picados
- ❖ Sal kosher y pimienta negra
- ❖ 2 cucharaditas de tomillo fresco, sin tallos
- ❖ 1 cucharadita de zumaque
- ❖ $\frac{1}{2}$ cucharadita de hojuelas de chile seco, usé pimienta de Alepo, que es más suave
- ❖ Aceite de oliva virgen extra, utilicé aceite de oliva virgen extra griego Private Reserve
- ❖ Queso feta desmenuzado, opcional

PASOS

1. Precaliente el horno a 450 grados F.
2. Coloque las mitades de tomate en un tazón grande para mezclar. Agregue el ajo picado, la sal, la pimienta, el tomillo fresco y las especias. Rocíe una cantidad generosa, aproximadamente $\frac{1}{4}$ de taza o más, aceituna extra virgen de calidad. Mezcle para cubrir.
3. Transfiera los tomates a una bandeja para hornear con borde. Extienda los tomates en una sola capa, con la pulpa hacia arriba.

4. Ase en su horno caliente durante 30 a 35 minutos o hasta que los tomates se hayan derrumbado al punto de cocción deseado.
5. Retírelo del calor. Si planeas servirlo pronto, siéntete libre de decorar con más tomillo fresco y algunas pizcas de queso feta. Disfrútelo tibio oa temperatura ambiente.

43 Ensalada griega tradicional

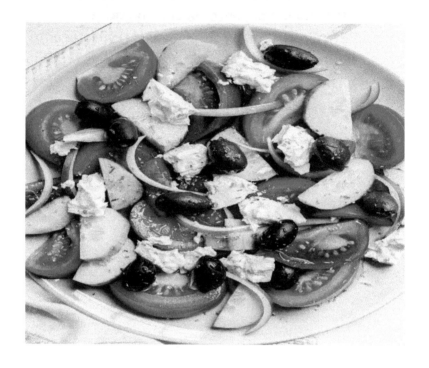

INGREDIENTES

- ❖ 1 cebolla morada mediana
- ❖ 4 tomates medianos jugosos
- ❖ 1 pepino inglés (pepino de invernadero) parcialmente pelado, formando un patrón de rayas
- ❖ 1 pimiento verde sin corazón
- ❖ Aceitunas Kalamata deshuesadas griegas un puñado a tu gusto
- ❖ Sal kosher una pizca
- ❖ 4 cucharadas de aceite de oliva extra virgen de calidad Usé aceite de oliva griego Early Harvest
- ❖ 1-2 cucharadas de vinagre de vino tinto
- ❖ Los bloques de queso feta griego no desmenuzan el queso feta; déjalo en trozos grandes
- ❖ $\frac{1}{2}$ cucharada de orégano seco

PASOS

1. Cortar la cebolla morada por la mitad y cortar finamente en medias lunas. (Si desea quitar el borde, coloque las cebollas en rodajas en una solución de agua helada y vinagre un poco antes de agregarlas a la ensalada).

2. Cortar los tomates en gajos o trozos grandes (corté algunos en rodajas y corté el resto en gajos).
3. Corte el pepino parcialmente pelado por la mitad a lo largo, luego córtelo en mitades gruesas (al menos $\frac{1}{2}$ "de grosor)
4. Cortar finamente el pimiento morrón en aros.
5. Coloque todo en un plato grande para ensaladas. Agrega un buen puñado de aceitunas kalamata sin hueso.
6. Sazone muy ligeramente con sal kosher (solo una pizca) y un poco de orégano seco.
7. Vierta el aceite de oliva y el vinagre de vino tinto por toda la ensalada. Mezcle todo muy suavemente (NO mezcle demasiado, esta ensalada no debe manipularse demasiado).
8. Ahora agregue los bloques de queso feta en la parte superior y agregue una pizca más de orégano seco.
9. Sirve con pan crujiente.

44 Verduras asadas al horno italiano

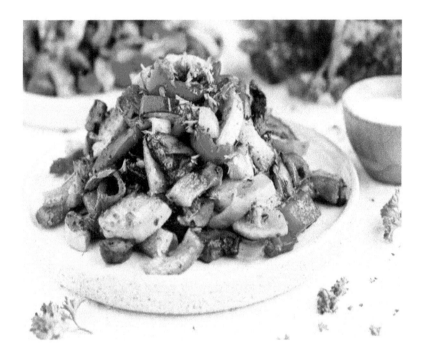

INGREDIENTES

- ❖ 8 onzas de champiñones Baby Bella limpios, puntas recortadas
- ❖ 12 onzas de papas pequeñas, lavadas (o corte las papas en mitades o en cubos según el tamaño. Desea que sean pequeñas)
- ❖ 12 oz de tomates Campari, uva o tomates cherry también funcionarán
- ❖ 2 calabacines o calabacines, cortados en trozos de 1 pulgada
- ❖ 10-12 dientes de ajo grandes pelados
- ❖ Aceite de oliva virgen extra
- ❖ $\frac{1}{2}$ cucharada de orégano seco
- ❖ 1 cucharadita de tomillo seco
- ❖ Sal y pimienta
- ❖ Queso parmesano recién rallado para servir opcional
- ❖ Hojuelas de pimiento rojo triturado (opcional)

PASOS

1. Precaliente el horno a 425 grados F.
2. Coloque los champiñones, las verduras y el ajo en un tazón grande para mezclar. Rocíe generosamente con aceite de oliva (aproximadamente $\frac{1}{4}$ de taza de aceite de oliva más o menos). Agregue el orégano seco, el

tomillo, la sal y la pimienta. Mezcle para combinar.

3. Tome solo las papas y extiéndalas en una bandeja para hornear ligeramente engrasada. Ase en el horno caliente durante 10 minutos. Retirar del fuego y luego agregar los champiñones y las verduras restantes. Regrese al horno para asar por otros 20 minutos o hasta que las verduras estén tiernas con un tenedor (¡un poco de carbonización es bueno!)

4. Sirva inmediatamente con una pizca de queso parmesano recién rallado y hojuelas de pimiento rojo triturado (opcional).

45 Ensalada de frijoles blancos

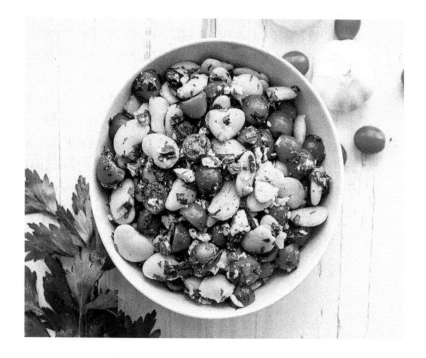

INGREDIENTES

- ❖ 2 latas de frijoles blancos (cannellini), escurridos y enjuagados bien
- ❖ 1 pepino inglés, cortado en cubitos
- ❖ 10 oz de tomates cherry o uva, cortados por la mitad
- ❖ 4 cebollas verdes picadas
- ❖ 1 taza de perejil fresco picado
- ❖ 15 a 20 hojas de menta picadas
- ❖ 1 limón, rallado y exprimido
- ❖ Sal y pimienta
- ❖ Especias (1 cucharadita de Za'atar y $\frac{1}{2}$ cucharadita cada una de Sumac y Aleppo. Ver notas para más opciones)
- ❖ Aceite de oliva virgen extra (usé AOVE Early Harvest)
- ❖ Queso feta, (opcional)

PASOS

1. Agregue frijoles blancos, pepinos, tomates, cebollas verdes, perejil y menta a un tazón grande para mezclar.
2. Agrega la ralladura de limón. Sazone con sal y pimienta, luego agregue za'atar, zumaque y pimienta de Alepo.

3. Termine con jugo de limón y un chorrito generoso de aceite de oliva virgen extra (2 a 3 cucharadas). Dale a la ensalada una buena mezcla para combinar. Pruebe y ajuste la sazón. Agregue queso feta, si lo desea. (Para obtener el mejor sabor, deje reposar la ensalada en el aderezo durante aproximadamente 30 minutos antes de servir).

46 Guiso de coliflor asada y garbanzos

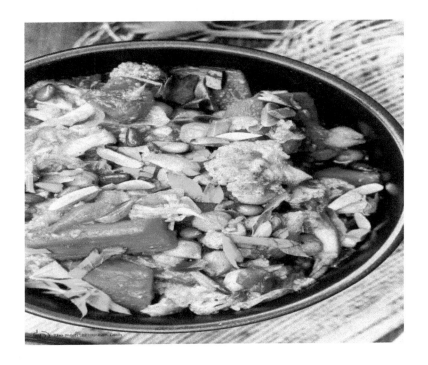

INGREDIENTES

- ❖ 1 $\frac{1}{2}$ cucharadita de cúrcuma molida
- ❖ 1 $\frac{1}{2}$ cucharadita de comino molido
- ❖ 1 $\frac{1}{2}$ cucharadita de canela molida
- ❖ 1 cucharadita de cilantro molido
- ❖ 1 cucharadita de pimentón dulce
- ❖ 1 cucharadita de pimienta de cayena (opcional)
- ❖ $\frac{1}{2}$ cucharadita de cardamomo verde molido
- ❖ 1 coliflor entera, dividida en floretes pequeños
- ❖ 5 zanahorias a granel de tamaño mediano, peladas y cortadas en trozos de 1 $\frac{1}{2}$ "
- ❖ Sal y pimienta
- ❖ Aceite de oliva virgen extra Reserva Privada
- ❖ 1 cebolla dulce grande, picada
- ❖ 6 dientes de ajo picados
- ❖ 2 latas de garbanzos de 14 oz, escurridos y enjuagados
- ❖ 1 lata de 28 oz de tomates cortados en cubitos con su jugo
- ❖ $\frac{1}{2}$ taza de hojas de perejil sin tallo, picadas
- ❖ Almendras en rodajas tostadas (opcional)
- ❖ Piñones tostados (opcional)

PASOS

1. Precaliente el horno a 475 grados F.
2. En un tazón pequeño, mezcle las especias.

3. Coloque los floretes de coliflor y los trozos de zanahoria en una bandeja para hornear grande ligeramente engrasada. Condimentar con sal y pimienta. Agregue un poco más de la mitad de la mezcla de especias. Rocíe generosamente con aceite de oliva, luego mezcle para asegurarse de que las especias cubran uniformemente la coliflor y las zanahorias.

4. Hornee en el horno caliente a 475 grados F durante 20 minutos o hasta que las zanahorias y la coliflor se ablanden y adquieran un poco de color. Retirar del fuego y reservar por ahora. Apaga el horno.

5. En una olla grande de hierro fundido o en un horno holandés, caliente 2 cucharadas de aceite de oliva. Agregue las cebollas y saltee durante 3 minutos, luego agregue el ajo y las especias restantes. Cocine a fuego medio-alto durante 2-3 minutos más, revolviendo constantemente.

6. Ahora agregue los garbanzos y los tomates enlatados. Condimentar con sal y pimienta. Agregue la coliflor asada y las zanahorias. Lleve todo a ebullición, luego reduzca el fuego a medio-bajo, cubra la mitad y cocine por otros 20 minutos. Asegúrese de revisar el guiso, revolviendo ocasionalmente, y agregue un poco de agua si es necesario.

7. Retirar del fuego y transferir a tazones para servir. Adorne con perejil fresco y nueces

tostadas (opcional). Disfrute caliente con un poco de cuscús de cocción rápida o con una guarnición de pan de pita tibio.

47 Receta de ensalada de tabulí

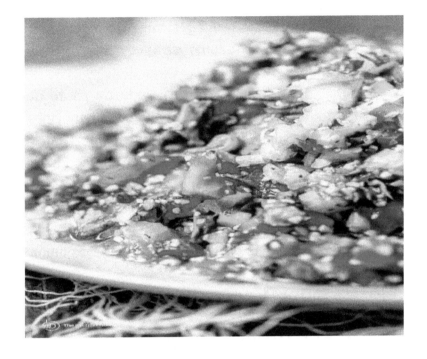

INGREDIENTES

- ❖ ½ taza de trigo bulgur extrafino
- ❖ 4 tomates Roma firmes, finamente picados
- ❖ 1 pepino inglés (pepino de invernadero), muy finamente picado
- ❖ 2 manojos de perejil, despojado de parte de los tallos, lavado y bien seco, picado muy fino
- ❖ 12-15 hojas de menta fresca, sin tallos, lavadas, bien secas, muy finamente picadas
- ❖ 4 cebollas verdes, partes blancas y verdes, muy finamente picadas
- ❖ Sal
- ❖ 3-4 cucharadas de jugo de lima (jugo de limón, si lo prefiere)
- ❖ 3-4 cucharadas de aceite de oliva extra virgen Early Harvest
- ❖ Hojas de lechuga romana para servir (opcional)

PASOS

1. Lavar el trigo bulgur y sumergirlo en agua durante 5-7 minutos. Escurrir muy bien (exprimir el trigo bulgur con la mano para eliminar el exceso de agua). Dejar de lado.
2. Picar muy finamente las verduras, las hierbas y las cebolletas como se indica arriba.

Asegúrese de colocar los tomates en un colador para escurrir el exceso de jugo.

3. Coloque las verduras picadas, las hierbas y las cebollas verdes en un tazón o plato para mezclar. Agrega el bulgur y sazona con sal. Mezclar suavemente.

4. Ahora agregue el jugo de lima y el aceite de oliva y mezcle nuevamente.

5. Para obtener mejores resultados, cubra el tabouli y refrigere durante 30 minutos. Transfiera a una fuente para servir. Si lo desea, sirva el tabouli con una guarnición de pita y hojas de lechuga romana, que actúan como envolturas o "botes" para el tabouli.

6. Otros aperitivos para servir junto a la ensalada tabouli: Hummus; Baba Ghanoush; o Hummus de pimiento rojo asado

48 Receta de ensalada mediterránea de sandía

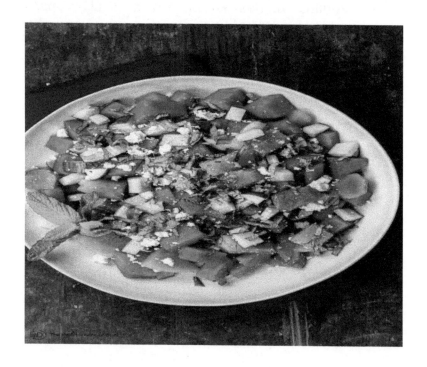

INGREDIENTES

- ❖ Para la vinagreta de miel
- ❖ 2 cucharadas de miel
- ❖ 2 cucharadas de jugo de lima
- ❖ 1 a 2 cucharadas de aceite de oliva extra virgen de calidad (yo usé Greek Early Harvest)
- ❖ pizca de sal
- ❖ Para la ensalada de sandía
- ❖ $\frac{1}{2}$ sandía, pelada y cortada en cubos
- ❖ 1 pepino inglés (o Hot House), en cubos (aproximadamente 2 tazas de pepinos en cubos)
- ❖ 15 hojas de menta fresca, picadas
- ❖ 15 hojas de albahaca fresca, picadas
- ❖ $\frac{1}{2}$ taza de queso feta desmenuzado, más a tu gusto

PASOS

1. En un tazón pequeño, mezcle la miel, el jugo de limón, el aceite de oliva y una pizca de sal. Deja a un lado por un momento.
2. En un tazón grande o fuente para servir con lados, combine la sandía, los pepinos y las hierbas frescas.

3. Cubra la ensalada de sandía con la vinagreta de miel y revuelva suavemente para combinar. Cubra con el queso feta y sirva.

49 Calabacín al horno con parmesano y tomillo

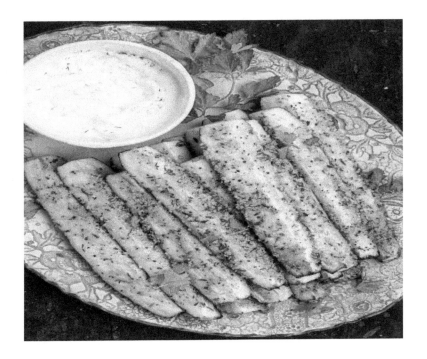

INGREDIENTES

- ❖ 3 a 4 calabacines recortados y cortados a lo largo en cuartos (palitos)
- ❖ Aceite de oliva virgen extra Usé aceite de oliva virgen extra griego Private Reserve
- ❖ Para la cobertura de parmesano y tomillo:
- ❖ $\frac{1}{2}$ taza de queso parmesano rallado
- ❖ 2 cucharaditas de tomillo fresco sin tallos
- ❖ 1 cucharadita de orégano seco
- ❖ $\frac{1}{2}$ cucharadita de pimentón dulce Usé este pimentón totalmente natural
- ❖ $\frac{1}{2}$ cucharadita de pimienta negra
- ❖ pizca de sal kosher

PASOS

1. Caliente el horno a 350 grados F.
2. En un tazón, mezcle el parmesano rallado, el tomillo y las especias hasta que estén bien combinados.
3. Prepare una bandeja para hornear grande cubierta con una rejilla para hornear de alambre como esta. Cepille ligeramente la rejilla para hornear con aceite de oliva extra virgen (o use un aceite en aerosol para cocinar saludable). Coloque los palitos de calabacín, con la piel hacia abajo, en la rejilla para hornear y

cepille cada palito de calabacín con aceite de oliva extra virgen.

4. Espolvoree la cobertura de parmesano y tomillo en cada palito de calabacín

5. Hornee en el horno caliente durante 15 a 20 minutos o hasta que estén tiernos. Luego, para obtener una cobertura dorada y crujiente, ase durante 2 a 3 minutos más, observando cuidadosamente.

6. ¡Sirva inmediatamente como aperitivo con una guarnición de tzatziki o hummus para mojar! O sírvelo como acompañamiento junto a la proteína que prefieras.

50 Ensalada de garbanzos mediterránea cargada

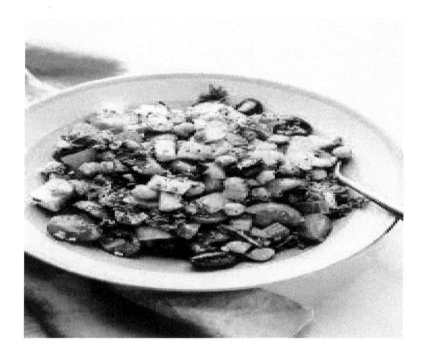

INGREDIENTES

- ❖ 1 berenjena grande, en rodajas finas (no más de $\frac{1}{4}$ de pulgada de grosor)
- ❖ Sal
- ❖ aceite para freír, preferiblemente aceite de oliva virgen extra
- ❖ 1 taza de garbanzos cocidos o enlatados, escurridos
- ❖ 3 cucharadas de especias Za'atar, cantidad dividida
- ❖ 3 tomates Roma, cortados en cubitos
- ❖ $\frac{1}{2}$ pepino inglés, cortado en cubitos
- ❖ 1 cebolla morada pequeña, cortada en $\frac{1}{2}$ lunas
- ❖ 1 taza de perejil picado
- ❖ 1 taza de eneldo picado
- ❖ Para la vinagreta de ajo:
- ❖ 1-2 dientes de ajo picados
- ❖ 1 lima grande, jugo de
- ❖ $\frac{1}{3}$ taza de aceite de oliva extra virgen Early Harvest
- ❖ Sal + Pimienta

PASOS

1. Prepare la berenjena (opcional) Coloque las rodajas de berenjena en una bandeja grande y espolvoree generosamente con sal. Déjelo

reposar durante 30 minutos (la berenjena "sudará" su amargura cuando se asiente). Ahora forre otra bandeja grande o bandeja para hornear con una bolsa de papel cubierta con una toalla de papel y colóquela cerca de la estufa.

2. Cocine la berenjena (opcional). Seca la berenjena con palmaditas. Caliente de 4 a 5 cucharadas de aceite de oliva extra virgen a fuego medio / medio-alto hasta que brille pero no humee. Freír las berenjenas en el aceite por tandas (hacer esto con cuidado y no llenar la sartén). Cuando las rodajas de berenjena se doren por un lado, dale la vuelta y fríe por el otro lado. Retire las rodajas de berenjena con una espátula ranurada y colóquelas en la bandeja forrada con toallas de papel para que escurran y se enfríen.

3. Una vez enfriado, ensamble la berenjena en un plato para servir. Espolvoree con 1 cucharada de Za'atar.

4. Prepara la ensalada de garbanzos. En un tazón mediano, combine los tomates, pepinos, garbanzos, cebollas rojas, perejil y eneldo. Agregue el Za'atar restante y mezcle suavemente.

5. Prepara el aderezo. En un tazón pequeño, mezcle el aderezo. Rocíe 2 cucharadas del aderezo para ensaladas sobre la berenjena

frita; vierta el aderezo restante sobre la ensalada de garbanzos y mezcle.

6. Agrega la ensalada de garbanzos al plato de servir con la berenjena.

CONCLUSIÓN

La dieta mediterránea no es una dieta única, sino un patrón de alimentación que se inspira en la dieta de los países del sur de Europa. Se hace hincapié en los alimentos vegetales, el aceite de oliva, el pescado, las aves, los frijoles y los cereales.

Lightning Source UK Ltd.
Milton Keynes UK
UKHW020418070521
383233UK00001BA/119